Elisabeth Lange

Richtig essen

Pilze im Körper

Kopfschmerzen, Übergewicht
und Müdigkeit können Ursache
einer Störung des Immun-
systems sein. Diese Rezepte
helfen gegen Pilze im Darm.

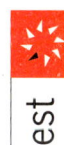

südwest

Inhalt

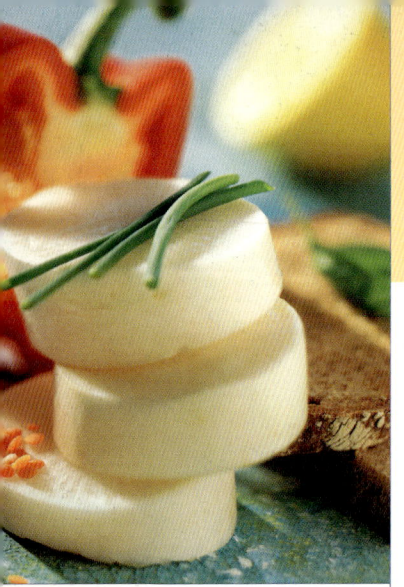

Rettich enthält ätherische Öle, die sehr wirksam sind gegen Pilze im Darm.

Klare Gemüsesuppen mit reichlich Einlage liefern viele Vitamine und Mineralstoffe und stärken so das Immunsystem.

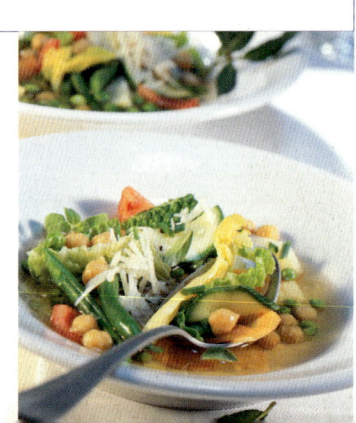

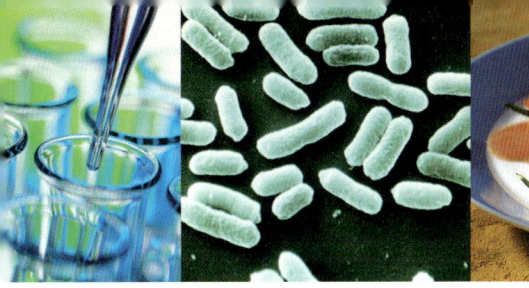
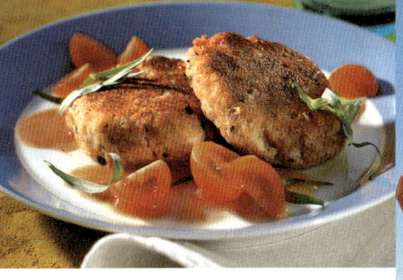
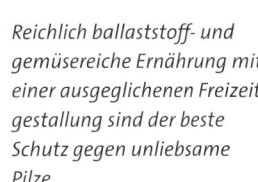

Besser essen gegen Pilze   46

Reichlich ballaststoff- und gemüsereiche Ernährung mit einer ausgeglichenen Freizeitgestallung sind der beste Schutz gegen unliebsame Pilze.

Kartoffeln sind aus einer Diät gegen Pilze nicht wegzudenken. Sie liefern Resistente Stärke, einen Ballaststoff zur Stärkung der Darmabwehr.

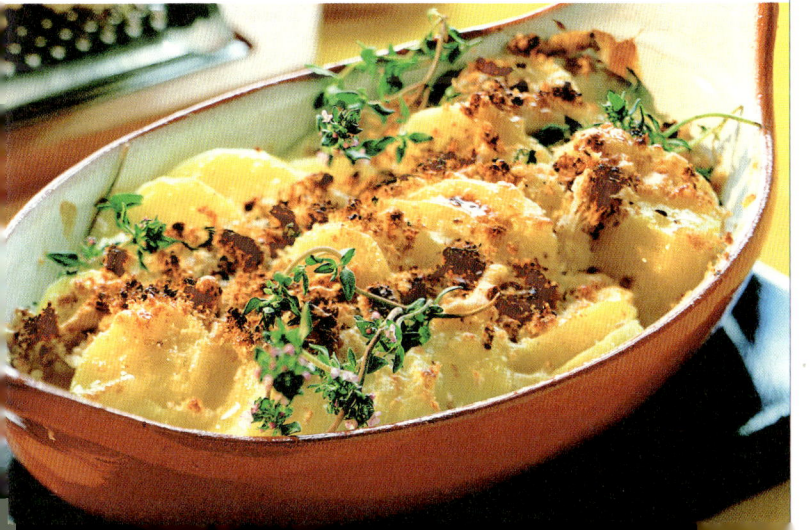

Vorwort

Echte Bedrohung oder Mythos?

In diesem Buch geht es nicht um dramatische Erkrankungen und Notfälle, sondern um deren Verhinderung, um Vorsorge und Wohlbefinden.

Mehr als jeder Arzt können wir für uns selbst tun, wenn es um die Gesundheit des Darms geht.

Die Debatte wird erbittert geführt. Ein Teil der deutschen Ärzte behauptet, dass Beschwerden durch Darmpilze grundsätzlich und überhaupt ins Reich der Märchen und Sagen gehören. Für sie beginnt eine anständige Pilzerkrankung erst mit der Infektion des Blutes und der Organe.

Andere Experten – meist aus dem Bereich der Naturheilärzte und Heilpraktiker – sind radikal entgegengesetzter Meinung und schreiben Darmpilzen alle nur denkbaren schleichenden Krankheitserscheinungen zu. Sie würden am liebsten jeden einzelnen Mikropilz aus dem Darm vertreiben, egal, ob er Ärger macht oder nicht.

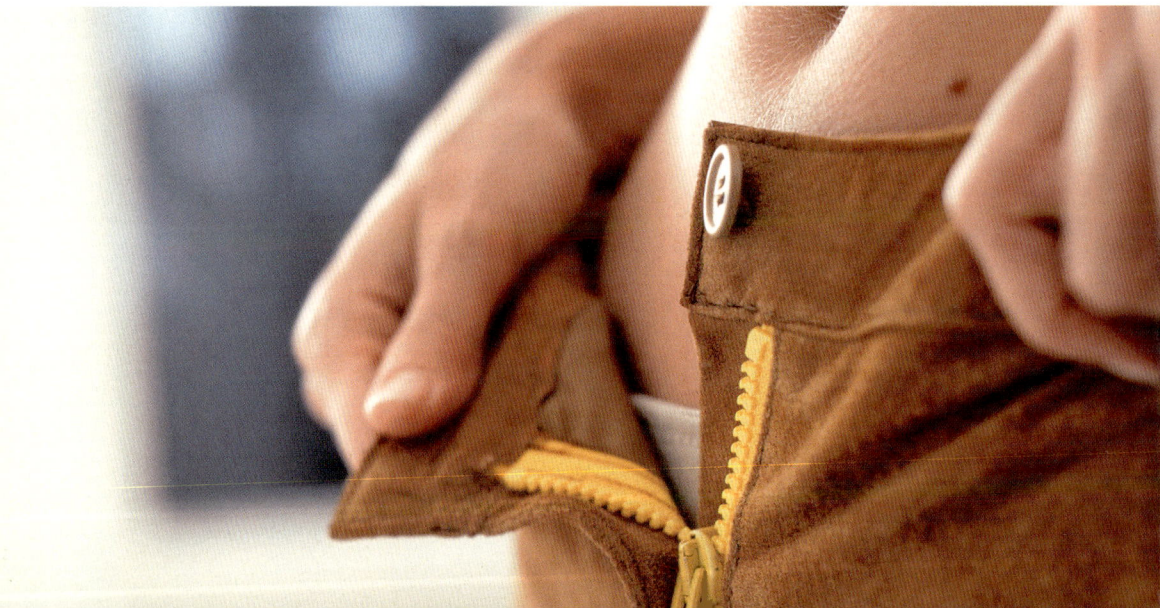

Beiden Seiten kann man nur raten: Beruhigt euch! Vielleicht helfen einige Fakten dabei:

Bereits 1988 konnten amerikanische Fachleute zeigen, dass die Besiedlung des Darms durch Candida-Pilze dazu beiträgt, die Abwehrkräfte erkrankter Menschen herabzusetzen (Marshall et al.). In einer Studie zu Pilzerkrankungen, die im Jahr 2001 an sechs Krankenhäusern in den USA (National Epidemiology of Mycosis Survey) durchgeführt wurde, stellten die Infektionsexperten fest, dass eine vorbeugende Behandlung mit Pilzmedikamenten den Patienten bessere Heilungschancen bot, und forderten folgerichtig weitere Studien, denn Candidiasis liegt bei Krankenhauspatienten in den USA an vierter Stelle aller Blutinfektionen.

Vergleichbare Zahlen für Deutschland gibt es nicht. Das wundert niemanden, weil selbst bei schweren Pilzinfekten die Symptome unauffällig sind. Die amerikanische Gesundheitsbehörde nennt Fieber, das durch Antibiotika nicht sinkt, als auffälligstes Merkmal. Wie wäre es, wenn man im Rahmen des gesunden Menschenverstandes aus dem Schwarzweißdenken aussteigen würde? Solange die Forschung keine verlässliche Diagnostik anbietet, die zeigt, ob ein Pilz bösartig geworden ist oder einfach nur wie viele andere Mikroben im Darm herumschwimmt, scheint Vorbeugen allemal besser als Heilen. Dann wäre die Vertreibung von Pilzen aus dem Darm durch ein harmloses, nicht verschreibungspflichtiges Medikament (Nystatin) und eine Ernährungsweise, die die Darmbarriere stärkt, eine vernünftige, das öffentliche Gesundheitssystem nicht belastende Vorsorge. Sie würde Menschen mit eingeschränkten Abwehrkräften vor möglichen Leiden bewahren.

Elisabeth Lange

Erst wenn sich Mikroorganismen ungehemmt vermehren, werden sie zur Gefahr.

Pilze im Körper

Auf und in unserem Verdauungstrakt tummelt sich eine Vielzahl von Mikroorganismen, darunter auch Pilze, ohne dass der Mensch erkrankt. Candida albicans nennen Experten (Mykologen) die häufigste Pilzart.

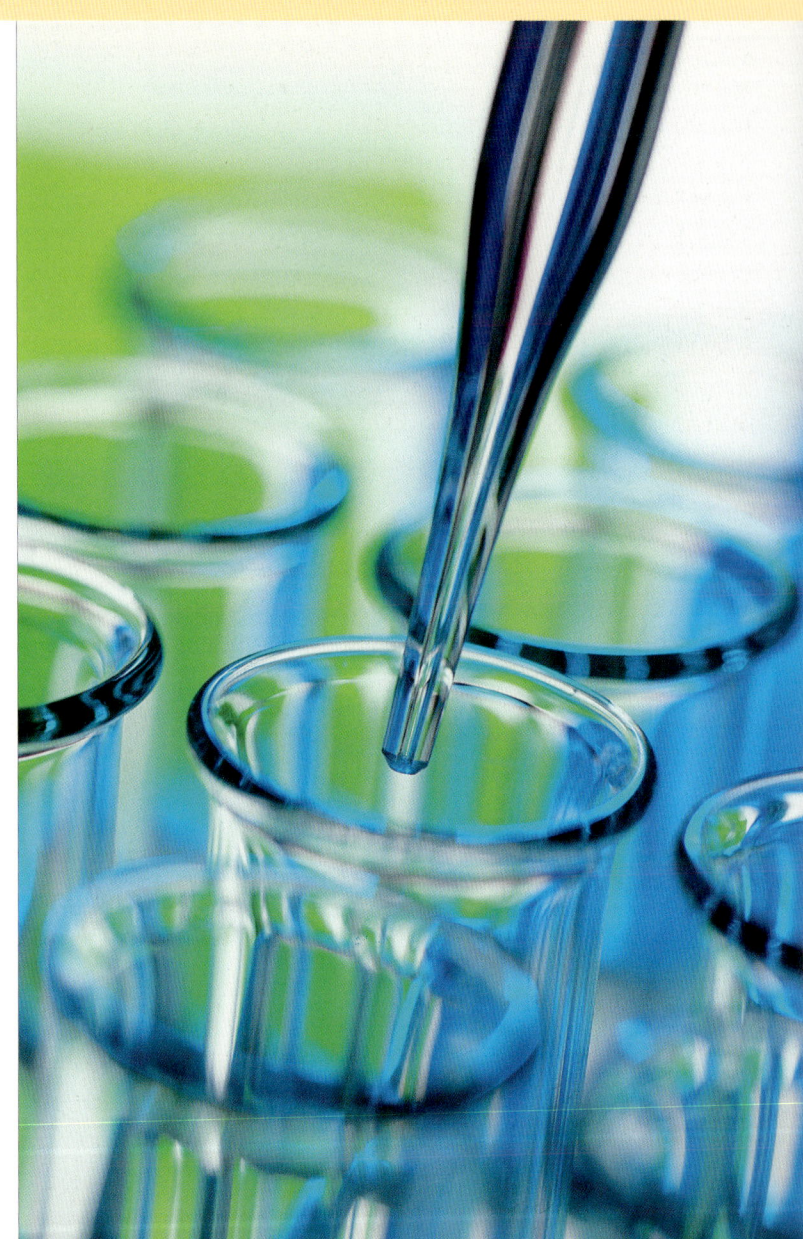

Der Nachweis einer unliebsamen Pilzbesiedlung im Darm ist selbst von Fachleuten mitunter schwer zu erbringen.

Warten auf sichere Diagnose

Etwa jeder zweite Mensch beherbergt den Keim, der meist unbemerkt auf den Schleimhäuten im Mund, im Darm, in der Vagina oder in Hautfalten lebt. Immer häufiger tauchen auch andere Hefepilzerreger wie etwa Candida glabrata, Candida krusei, Candida tropicalis und Candida africana in den Berichten medizinischer Organisationen auf. Begegnungen mit solchen exotischen Hefen nehmen in unserer reisefreudigen Zeit zu, weil viele Menschen die Erreger, ohne es zu wissen, weitergeben und andere, die empfänglich sind, anstecken. Wichtigste Ansteckungsquelle ist der Körperkontakt zum Mitmenschen, besonders beim Küssen und beim Geschlechtsverkehr wandert der Pilz schnell von einem zum anderen. Tierfreunde stecken sich auf Reisen oft an, wenn sie streunende Katzen und Hunde streicheln.

Pilze als Nebenwirkung

Pilzinfektionen folgen dem modernen Lebensstil und dem medizinischen Fortschritt. Heute wird häufiger operiert als früher, mehr Menschen erhalten wegen einer Krebserkrankung eine Chemotherapie oder Bestrahlungen, die Zahl der Anwendung von Antibiotika und Kortisonpräparaten hat sich in den letzten Jahrzehnten vervielfacht. All diese Behandlungen – so notwendig und lebensrettend sie sind – schwächen sozusagen nebenher die körpereigene Abwehr und bahnen Pilzen einen Weg in den Körper. Auch die Volkskrankheiten wie etwa Diabetes und das Metabolische Syndrom machen den Menschen anfälliger gegen die Angriffe krank machender Pilze. Dauerstress und das Gefühl der Überforderung, unter dem – wenn man Umfragen glaubt – fast jeder Zweite leidet, schwächen das Immunsystem und verschaffen den Parasiten so eine Chance. Nicht zuletzt nehmen Pilzinfektionen wahrscheinlich auch deshalb zu, weil die meisten Menschen sich weniger bewegen und so die Abwehrkräfte mindern.

Solange die Forschung keine einfache Diagnostik anbietet, die zeigt, ob ein Pilz bösartig geworden ist oder einfach nur wie alle übrigen Mikroben im Darm herumschwimmt, scheint Vorbeugen allemal besser als Heilen.

Die meisten infektionskundigen Ärzte sind sich darüber einig, dass der Verdauungstrakt als Hauptreservoir für Pilze wie etwa Candida albicans gilt. Vom Darm aus erobern die Einzeller – vor allem bei falscher Hygiene – Vagina und Blase. Sind die Abwehrkräfte des Menschen geschwächt, wandern die Keime sogar durch die Darmwand in die Blutbahn und besiedeln Gelenke und Organe. Es macht also in jedem Fall Sinn, dafür zu sorgen, dass Pilze sich im Darm nicht ungestört massenhaft vermehren können.

Beim gesunden Menschen können Pilze wie Candida albicans Haut und Schleimhäute befallen – und eine eher unangenehme als gefährliche Infektion auslösen. Riskant wird der Pilzbefall bei Patienten, deren Immunsystem geschwächt ist, beispielsweise nach einer Chemotherapie bei Krebs.

Wirklich Pilze?

Eine gesicherte Methode der Diagnostik, die unfehlbar zeigt, ob die Zahl der Pilze im Darm ein krank machendes Ausmaß erreicht hat, gibt es bis heute nicht. Die Versuche angesehener Mediziner und Biologen, verlässliche Routineanalysen zu finden, füllt inzwischen Bände wissenschaftlicher Literatur. Es gelingt einfach nicht, bei einem Menschen auf Anhieb zuverlässig festzustellen, ob Hefepilze wie etwa Candida albicans harmlos im Nahrungsbrei des Darms herumschwimmen oder ob sie bereits an der Darmwand festgeheftet Kolonien bilden. Niemand kann von außen feststellen, ob Hefen sich so sehr vermehren, dass sie nützliche Darmbewohner verdrängen und damit das Gleichgewicht der Darmflora stören oder gar dabei sind, die Darmbarriere zu durchbrechen und ins Innere des Körpers hineinzuwandern. Nach wie vor ist es nur mit viel Aufwand möglich, beim lebenden Menschen zu unterscheiden, ob ein Pilz sich wie ein harmloser Mitbewohner der Darmflora verhält oder gerade zum gefährlichen Krankheitskeim mutiert. Deshalb sehen sich Klinikärzte bei schwerkranken, abwehrgeschwächten Patienten oft gezwungen, nebenwirkungsreiche systemische, also über das Blut wirkende Pilzmedikamente zu verordnen, bevor überhaupt klar ist, dass es sich wirklich um eine Candida-Infektion innerhalb des Körpers handelt. Doch in diesem Buch geht es nicht um solche dramatischen Notfälle, sondern um deren Verhinderung, um Vorsorge und Wohlbefinden.

Beschwerden

Sind es Bakterien, die etwa bei einer Lungenentzündung überhand nehmen, schlägt unser Immunsystem sofort Alarm. Der Mensch erkrankt »akut«, also unmittelbar mit auffälligen Beschwerden. Bekommen dagegen Pilze eine Chance, schleusen sie sich meist ganz unauffällig und leise am Immunsystem vorbei in den Körper ein. Sie siedeln sich auf geschwächten Schleimhäuten an und beginnen von dort aus, den Körper und die Gesundheit zu unterwandern. Krank machende Hefen verstehen es, ihre Erscheinungsform so zu verändern und zu verschleiern, dass Abwehrzellen sie erst spät erkennen. Eine Pilzinfektion kann sich deshalb durch eine ganze Reihe »unauffälliger« Beschwerden zeigen.

Wichtig für das reibungslose Funktionieren der Verdauung und damit für unsere Abwehrkräfte ist die enge Nachbarschaft von Nerven und Immunsystem im Darm. Die vielleicht wichtigste Schnittstelle für das Zusammenspiel von Körper und Seele liegt im Bauch. Wohl deshalb besitzen die Immunzellen im Darm Fühler (Rezeptoren) für Nervenbotenstoffe.

Wer mehr als acht Stunden täglich gestresst und bewegungslos vor dem PC sitzt, hemmt die gesunde Durchblutung der Verdauungsorgane und wird anfälliger gegen Infektionen.

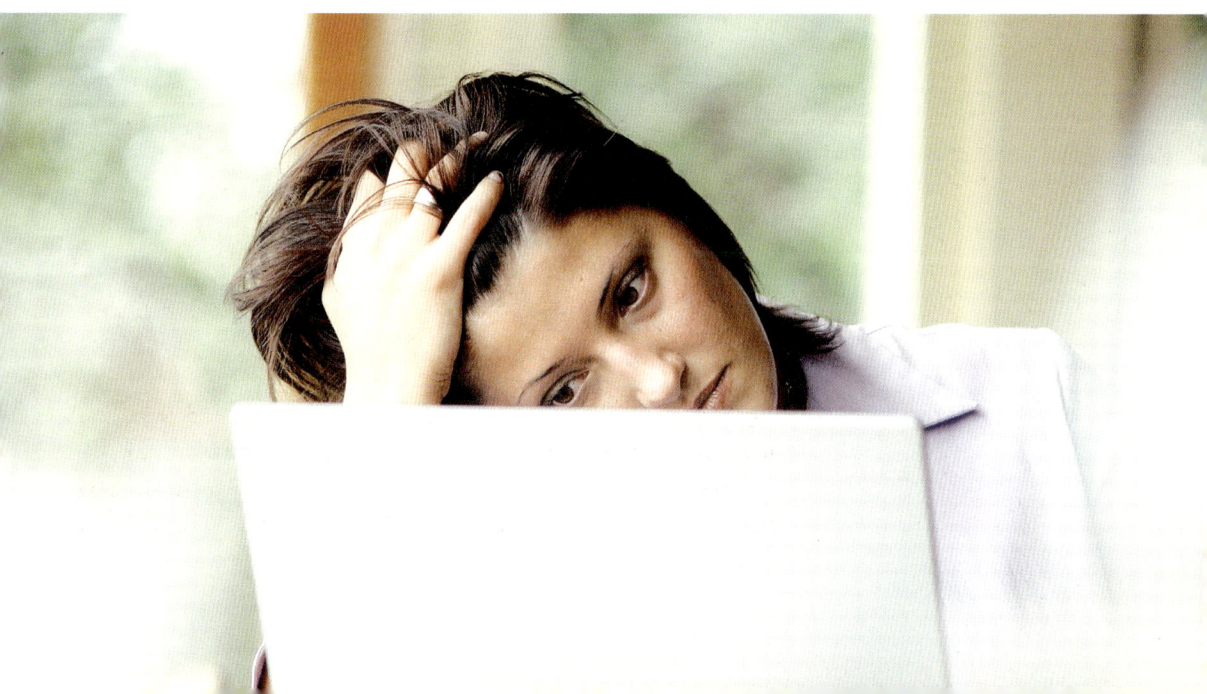

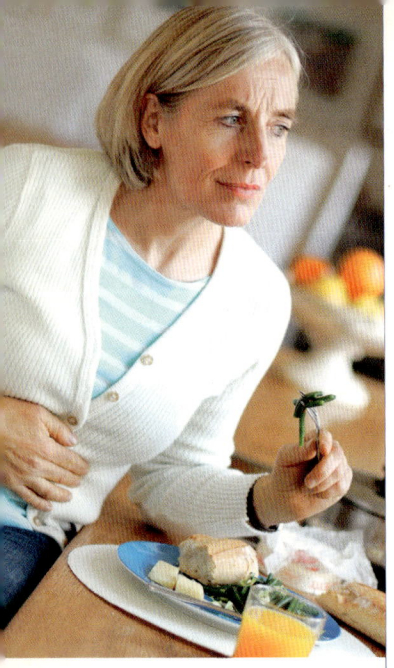

Typisch für den modernen Lebensstil: Essen in Eile.

Von morgens bis spätabends immer auf Trab? Wer stolz darauf ist, regelmäßig mit wenig Schlaf auszukommen, macht seinem Immunsystem die Arbeit doppelt schwer. Ohne ausreichenden Schlaf schwinden die Abwehrkräfte.

Ärger mit der Verdauung

Mal plagt einen Durchfall, dann wieder Verstopfung, manchmal erfolgt dies im stetigen Wechsel. Der Darm rumort mehr als üblich, unangenehme Darmgase plagen einen, und man fühlt sich wie gestopft.

Blähungen

Der Bauch ist, unabhängig davon, was man gegessen hat, über längere Zeit aufgebläht und reagiert empfindlich auf Berührungen.

Analekzem

Ebenso peinlich wie lästig: nässender und juckender bis brennender Ausschlag am After (Darmausgang). Er tritt bei Männern wie bei Frauen auf.

Anfälliger als andere

Typisch für larvierende Pilzinfekte sind Dauererkältungen mit verstopfter Nase, wiederkehrende Blasen- oder Scheidenentzündungen und andere Erkältungskrankheiten.

Unterleibsbeschwerden

Frauen klagen über wiederkehrende Vaginalentzündungen sowie chronischen Ausfluss. Männer leiden unter Rötungen und schuppigen Ekzemen am Penis. Diese lästigen und mitunter schmerzhaften Beschwerden führen dazu, dass Sex nicht mehr so viel Spaß macht.

Hautpilze

Sie zeigen sich durch Kopfschuppen, verschorfte und juckende Kopfhaut, weiße, ringförmige Stellen auf der Körperhaut, akneähnliche Pusteln, Ekzeme im Gesicht und an anderen Körperstellen.

Allergien

Die Empfindlichkeit des Immunsystems kann durch Pilzinfekte verstärkt werden. Bei der Behandlung einer Allergie lohnt sich die Untersuchung auf Candida.

Bewegungsschmerzen

Muskel- und Gelenkschmerzen durch Rheuma, Gicht und Arthrose können unter Umständen durch Pilze verstärkt werden. Verantwortungsvolle Ärzte und Heilpraktiker hören bei einem Verdacht auf Darmpilze gut zu, von welchen Beschwerden der Patient berichtet, und prüfen, ob er durch Vorerkrankungen besonders empfänglich ist. Erst vor diesem Hintergrund können Experten die Ergebnisse der Laborproben und der Bluttests nach ihrer Aussagekraft einordnen und bewerten. Natürlich müssen andere Erkrankungen sicher ausgeschlossen werden. Erst dann entscheiden Arzt oder Heilpraktiker, ob eine Behandlung mit einem rezeptfreien, fast nebenwirkungsfreien Antipilzmedikament und eine veränderte Ernährungsweise nötig sind, um vielleicht krank machende Pilze aus dem Darm zu vertreiben.

Pilze wie Candida albicans oder Candida glabrata werden erst gefährlich, wenn der Körper Schwächen zeigt. Das gilt auch für Erkrankungen des Bewegungsapparats.

Bei bereits bestehender Rheuma- oder Gichterkrankung können die Schmerzen bei einer Pilzerkrankung zunehmen. Mitunter helfen Kältekompressen.

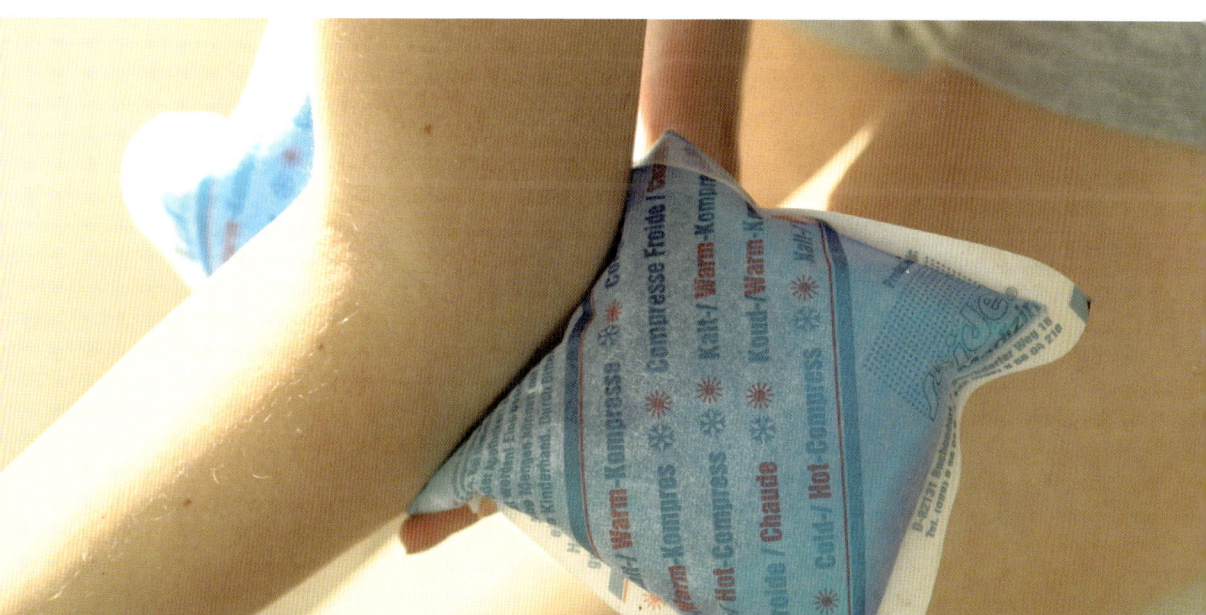

Pilzsucher: Ärzte und Heilpraktiker

Wenn Sie sich über längere Zeit schlecht fühlen und Anzeichen für eine Pilzinfektion feststellen, ist es an der Zeit, etwas zu tun. Sie werden schnell wieder fit, wenn Sie sich an den folgenden Ablauf halten:

■ Lassen Sie sich von Fachleuten untersuchen, damit andere Krankheiten, die für Ihr schlechtes Befinden verantwortlich sein könnten, ausgeschlossen werden.

■ Arzt oder Heilpraktiker lassen eine Probe (Stuhl, Schleim, Hautpartikel oder Urin) im Labor untersuchen. Manchmal wird zur Sicherheit eine Blutprobe genommen.

■ Wurde eine Pilzinfektion festgestellt, nehmen Sie die pilztötenden Medikamente nach der Empfehlung Ihres Arztes oder Heilpraktikers.

■ Unterstützen Sie die medikamentöse Therapie durch eine gesunde Ernährungsweise, die die Abwehrkräfte des Darms fördert. Auf einfache und sehr schmackhafte Weise funktioniert das mit Hilfe der Lebensmittelübersichten und Rezepte ab S. 36 in diesem Buch.

Wird ein Pilz gefährlich, bildet er lange Fasern, die so genannten Hyphen. Ähnlich wie das Mycel von Waldpilzen wachsen diese Fortsätze in das Gewebe des Wirts hinein. Ein gesundes Immunsystem blockiert den Eindringling.

Bauchweh, aber keine Pilze!

Selbst Fachleute finden es nicht einfach, eine Pilzinfektion von anderen Erkrankungen zu unterscheiden. Viele der Beschwerden könnten ebenso gut auf »funktionellen Störungen« beruhen. Arbeiten beispielsweise Muskeln und Nerven des Darms nicht fehlerfrei, leidet der Betroffene – ebenso wie bei einer Pilzerkrankung – vielleicht unter Durchfall, Blähungen oder auch Verstopfung. Ein Facharzt wird dann aber vielleicht einen »Reizdarm« feststellen. Oft sind es auch entzündliche Darmerkrankungen, der Mangel an Verdauungsenzymen, Störungen der Gallensäurenverarbeitung oder entzündete Divertikel (Ausstülpungen der Darmschleimhaut), die den Betroffenen plagen. Vor allem eine Überwucherung des Dünndarms durch Darmbakterien (Fehlbesiedlung; Overgrowth Syndrom) könnte mit einer Pilzerkrankung leicht verwechselt werden, weil auch sie entsteht, wenn der Körper durch andere Erkrankungen geschwächt ist. Medikamente behindern die Arbeit des Darms oft so sehr, dass sich Verdauungsstörungen einstellen. Beruhigungsmittel, Präparate gegen Bluthochdruck und Parkinson, Antidepressiva, Eisenpräparate, Hustenblocker, starke Schmerzmittel, Präparate gegen zu viel Magensäure und Mittel gegen Herzrhythmusstörungen gehören in diese Gruppe.

Falls die Ursache der Bauchbeschwerden trotz zahlreicher Untersuchungen unklar bleibt, geht man am besten in ein großes Krankenhaus und lässt sich dort gründlich von Darmspezialisten untersuchen.

Bakterielle Fehlbesiedlung des Dünndarms: Nur ein Facharzt kann diese quälende Erkrankung, die mit Gewichtsverlusten und Schwächeanfällen einhergeht, durch einen Atemtest und eine Röntgenaufnahme feststellen und mit Antibiotika behandeln.

Auch eine Zöliakie, also eine Unverträglichkeit gegen das Getreideeiweiß Gluten, macht sich zuerst mit Blähungen und Durchfall bemerkbar. Veränderungen der Darmschleimhaut werden dann unter dem Mikroskop sichtbar.

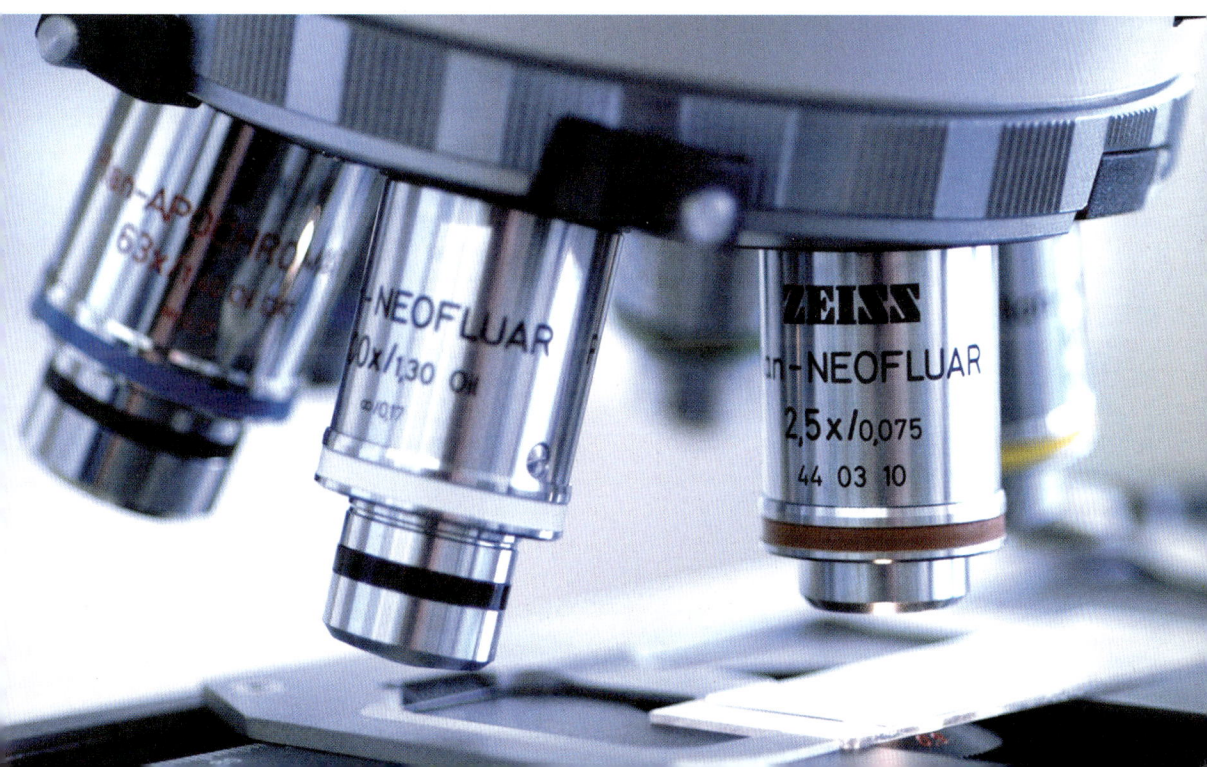

Wann steigt das Infektionsrisiko?

Gegen eine Pilz-erkrankung wehrt sich der Körper meist erfolgreich – vorausgesetzt die Darm-flora ist gesund. Medika-mente wie etwa Antibio-tika, Kortison und die Zellgifte der Chemothera-pie schaden jedoch den Abwehrmechanismen des Darms und hemmen das Immunsystem. Fast genau so schlimm: Mangel-ernährung und fehlende Ballaststoffe.

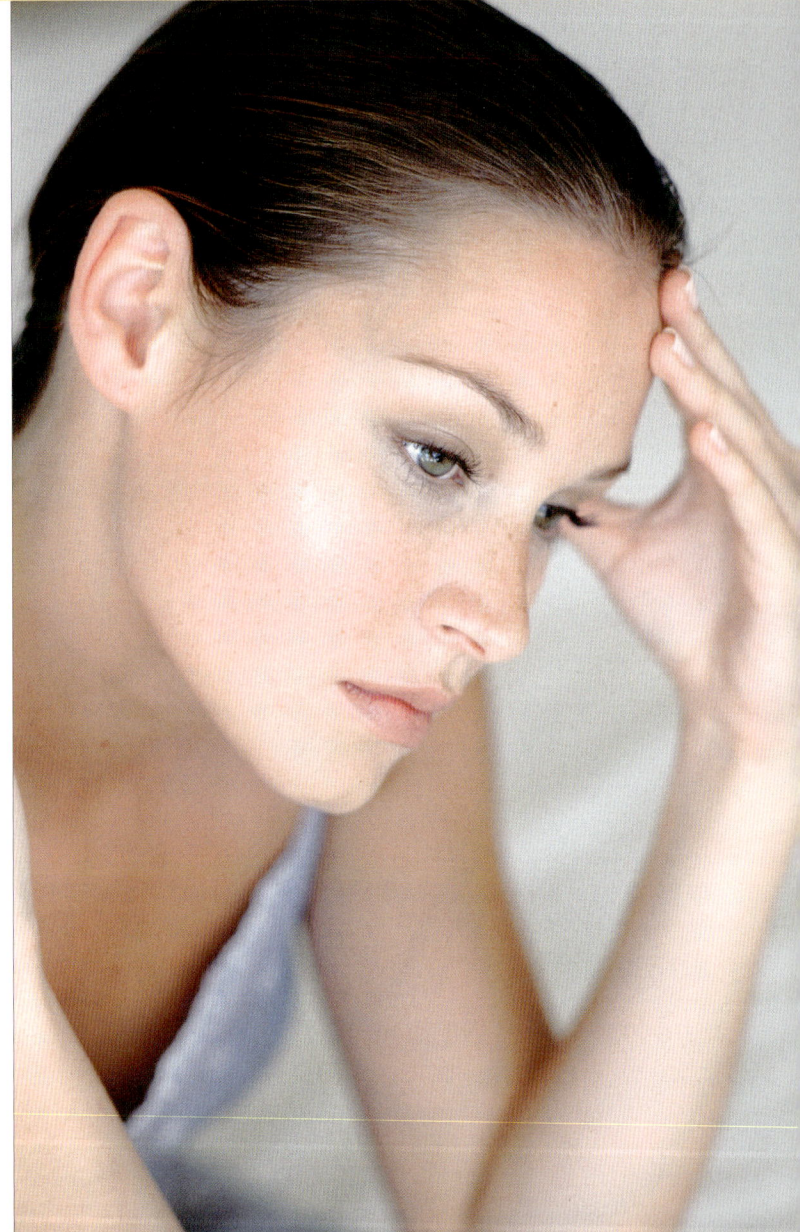

Chemo- und Strahlentherapien schädi-gen insbesondere Gewebe mit hoher Zellteilungsrate, zu denen auch die Schleimhaut des Darms gehört.

Im Ungleichgewicht

Eins ist klar, Antibiotikabehandlungen locken Pilze an. Nimmt man etwa bei einem Schnupfen, der zu einer bakteriellen Entzündung der Nebenhöhlen geführt hat, ein Antibiotikum ein, tötet das Medikament natürlich nicht nur die Bakterien in den Atemwegen ab. Es beseitigt darüber hinaus auch die Bakterien in anderen Schleimhäuten wie etwa die im Darm. So kommt es zu einem biologischen Ungleichgewicht. Sind Bakterien als natürliche Feinde nicht mehr da, können Pilze sich ungestört vermehren und lösen womöglich eine Infektion aus.

Ähnlich »pilzfördernd« wirken auch so genannte immunsuppressive Medikamente. Es sind meist Steroide, vom Laien insgesamt als »Kortison« bezeichnet. Zwar verhindern sie zuverlässig Heuschnupfen- und Asthmabeschwerden, Schwellungen und unspezifische allergische Reizungen, doch sie beeinträchtigen auch die Funktion der Monozyten, einer Klasse von Immunzellen, die insbesondere Pilzinfektionen abwehrt.

Pilze wachsen bei Psychostress

Spötter halten Pilzerkrankungen für reine Erfindungen neurotischer Seelen, ja sozusagen für die Wunschdiagnose eingebildeter Kranker. Doch könnte die Beobachtung zahlreicher Heilpraktiker und Ärzte, dass überdurchschnittlich viele Menschen mit einer Pilzerkrankung nervös und erschöpft wirken, ein anderes Erklärungsmuster liefern.

Gleichgültig, ob die Ursache des Stresses körperlicher oder seelischer Natur ist, reagiert der Körper mit einem Schub an Adrenalin, einem Hormon, welches wiederum eine Reihe anderer hormoneller und nervöser Reaktionen im Körper auslöst. Innerhalb von weniger als einer Sekunde beginnt das Herz schneller zu schlagen, schärft sich die Sehkraft, rinnt das Blut in Rich-

Was der Darmflora schadet, lockt Pilze an. Beseitigt ein Antibiotikum nützliche Darmbakterien, also die Feinde der Pilze, kommt es zu einem biologischen Ungleichgewicht. Dann können Pilze sich ungestört vermehren und lösen womöglich eine Infektion aus.

tung Muskeln, und in Erwartung einer Wunde verdickt sich das Blut. Schreck, Angst und Stress haben also ganz handfeste körperliche Auswirkungen. Steht ein Mensch dauernd unter Druck und damit unter dem Einfluss des Adrenalins, reguliert der Körper das Geschehen nicht mehr in Richtung »normal«. Anhaltender mentaler Stress veranlasst den Körper dauernd zu Reaktionen, die die Natur nur für kurze Zeiten der Belastung, für die schnelle Flucht und den unvermeidlichen Kampf vorgesehen hat. Davon ist auch der Zuckerstoffwechsel betroffen. Schilddrüsenhormone beschleunigen die Verbrennung von Kohlenhydraten, steigern den Grundumsatz und lassen letztlich den Blutzucker ansteigen.

Wie Stress auf den Körper wirkt, ist bis ins Detail noch nicht bekannt, doch wissen Experten seit langem, dass unser Stoffwechsel enormen Belastungen ausgesetzt ist, wenn die Seele leidet. Eine erwiesene Spätfolge für das Immunsystem: Die Widerstandskraft schwindet, und der Körper erliegt einer Infektion oder einer Krankheit schneller als sonst. Spanische Forscher (Neuroimmunologen) von der Universität Santiago di Compostela zeigten dies an Ratten. Sie »impften« die Zunge der Tiere mit Candida albicans. Erlitten die Tiere starken Stress, breiteten sich die Pilze auf ihrer Zunge schnell aus und drangen in tiefe Hautschichten ein. Bekamen die Ratten dagegen ein Beruhigungsmittel, vermehrten sich die Pilze nur wenig und konnten nicht in die Zunge eindringen.

Medikamente und Fehlernährung greifen die sensible Schleimhaut, die den Darm von innen auskleidet, an. Stress stört die Durchblutung der Darmwand; dann wird manchmal zu wenig schützender Schleim produziert, um krank machende Mikroben zu stoppen.

Essen und Lebensstil

Kein Mensch ist in der Lage, medizinische Risiken oder seelische Belastungen nach Gutdünken zu vermeiden, oft sind beide schicksalhafter Natur. Aber was kann man tun, um den Körper gegen eine schleichende Infektion zu schützen? Lassen sich krank machende Pilze mit einer geschickten Auswahl an gesunden

Lebensmitteln und ausgeklügelten Kochrezepten ins Aus schicken? Oder ist eine Veränderung der Essgewohnheiten am Ende gar nicht notwendig?

Strenge Außenseiterdiäten jedenfalls, die vorgeben, die hartnäckigen Parasiten im Darm »auszuhungern«, stehen bei Fachleuten zu Recht in schlechtem Ruf. So lassen sich Candida und Co. tatsächlich nicht vertreiben. Die Mikropilze haben schließlich einige Millionen Jahre Überlebenstraining hinter sich. Sie schnallen sozusagen den Gürtel enger, wenn die Nahrung knapp wird, und warten auf bessere Zeiten. Da empfiehlt sich schon eher, dem Körper mit einer vernünftigen Ernährungsweise alles Wichtige zu liefern, damit er sich selbst verteidigen kann. Und man erreicht damit noch viel mehr: Wer bei einer Belastung von Herz und Kreislauf mit natürlichen Methoden gegenhalten möchte, ist mit der in diesem Buch empfohlenen ballaststoffreichen Küche gut bedient. Der hohe Anteil an Gemüse und Hülsenfrüchten schützt das Herz. Zusätzlich hilft der Verzicht auf Zucker und Fruchtzucker, die Blutfette zu regulieren.

Stress lässt Pilze wachsen. Spanische Immunologen bewiesen das in einem Test an Ratten.

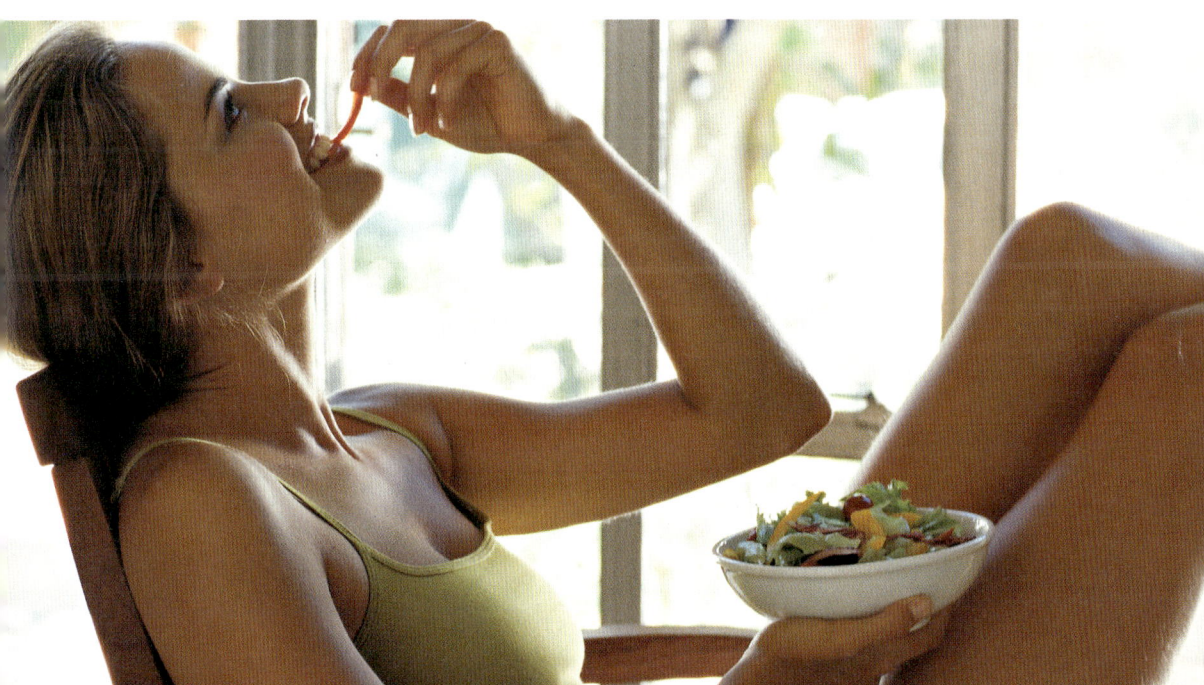

Je mehr frisches Gemüse und Vollkorngetreide auf dem Speisezettel steht, desto besser für das Immunsystem.

Drei Chancen gegen Candida

Jeden Tag, jede Minute muss der Körper die Schleimhaut des Darms erneuern und instand halten, damit diese innere Barriere zur Außenwelt dicht hält und Eindringlinge nicht in den Körper gelangen.

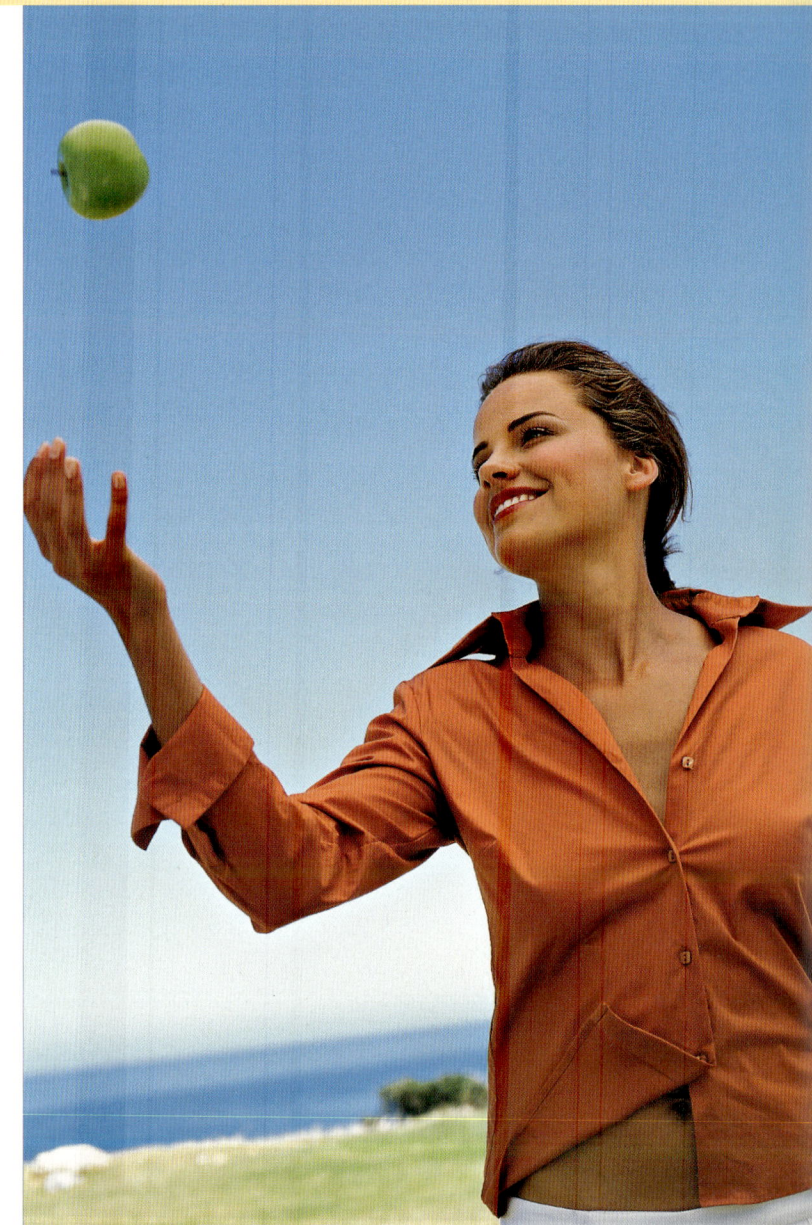

Spiel entspannt, und Bewegung lässt das Blut im Verdauungstrakt leichter fließen. Beides stärkt die Abwehrkräfte.

Der wesentliche Schutz

Die Gesundheit des Menschen steht und fällt mit der Barriere-funktion des Darms gegen Eindringlinge. Es kommt also darauf an, die Darmschleimhaut so zu stärken, dass sie für pathogene, also schädliche und krank machende Keime möglichst undurch-dringlich wird. Bei einer gesunden Darmbarriere laufen Pilze sozusagen »gegen die Wand« und können dem Körper nicht schaden.

Die Darmbarriere

Erst vor wenigen Jahren fanden deutsche Forscher heraus, dass es einen bemerkenswerten Zusammenhang zwischen Ess-gewohnheiten und der Durchlässigkeit des Darms gibt. Sie konn-ten nachweisen, dass lösliche Ballaststoffe vor allem deshalb für das Wohlbefinden hilfreich sind, weil Darmbakterien sie »ver-speisen« und dafür quasi als Gegenleistung spezielle Schutz-stoffe (kurzkettige Fettsäuren; beispielsweise Butyrat) ausschei-den. Diese Substanzen ernähren und pflegen unseren Darm von innen. Sie liefern Energie für die Schleimhäute und für alle Reparaturprozesse.

Produziert die Darmflora zu wenig davon, wird die Darmbar-riere löcherig. Denn in jeder Minute des Tages muss der Körper die Schleimhaut des Darms erneuern und instand halten, damit der Darm für Eindringlinge »dicht« bleibt und seine Arbeit per-fekt verrichten kann. Für diesen kraftraubenden Prozess ver-braucht der Körper zehn bis fünfzehn Prozent unserer Ener-gie. Nur wenn die Zellen der Schleimhaut genug Nahrung bekommen und die Darmflora aus Ballaststoffen das Material dafür herstellt, bleibt der Darm von innen heraus gesund und blockt jeden Eindringling ab, der versucht, in den Körper hin-einzugelangen.

Zwar sitzen die Schleimhaut-zellen in der Darmwand eng nebeneinander, trotzdem bleiben feine Zwischenräume, die ein gesunder Körper gut abdichtet. Entsteht hier ein Leck, können Pilze, deren Bestandteile und Giftstoffe (Toxine) durch die Darmwand hindurchwandern.

Niedriger Blutzucker

Eine zweite Möglichkeit, krank machende Pilze auszubremsen, liegt wahrscheinlich darin, den Blutzucker niedrig zu halten. Aus der Erfahrungsheilkunde kam schon vor Jahrzehnten der Rat, bei Pilzinfektionen auf Zucker zu verzichten. Und nicht zufällig finden Ärzte bei Patienten mit einer gestörten Blutzuckerregulation (Diabetes) häufig Fuß- und Genitalpilze. Der Hintergrund: Menschen, deren Diabeteserkrankung seit Jahren besteht und nicht optimal behandelt wird, besitzen ein lädiertes Immunsystem. Jeder Fünfte leidet an einer Degeneration der Nerven, die zu Schäden der Haut führt. Dort können sich Candida-Infektionen leicht ausbreiten, vor allem Fußpilze befallen das geschwächte Gewebe.

Stärker gefährdet als andere Menschen, an einer Pilzinfektion zu erkranken, sind Diabetiker. Ihr Stoffwechsel ist durch die Erkankung vorbelastet, das Immunsystem reagiert nicht so prompt wie beim Gesunden.

Außerdem schwächt ein schlecht eingestellter Diabetes das Immunsystem auf so vielfältige Weise, dass die im Darm wohnenden Pilze leichter als sonst ihre Ausläufer ins Gewebe strecken können. Zwar beruht ein niedriger Blutzuckerspiegel nicht allein auf Zuckerverzicht, doch belasten schnelle Kohlenhydrate aus Süßigkeiten, Kuchen und Weißbrot den Blutzucker mehr als Vollkornprodukte, die langsamer verdaut werden und ins Blut übergehen.

Probiotische Bakterien

Die dritte Chance gegen Candida besteht darin, das Immunsystem durch eine Konfrontation mit Bakterien regelrecht zu »trainieren«. So genannte probiotische Bakterien sollen dabei Einfluss auf die Darmflora nehmen und helfen auf diese Weise, die natürlichen Abwehrkräfte zu stärken. Wie das funktioniert, kann man nur verstehen, wenn man sich genauer ansieht, wie es in unserem Dickdarm zugeht und welche Gefechte es zwischen nützlichen und krank machenden Bakterien permanent im Darm gibt.

Ein Thriller im Dunkeln

Friedliche Seelen ahnen nicht, welche Krimis sich tief im Körper abspielen. Alle Rollen sind wie bei einem guten Thriller besetzt: Die Guten setzen sich für die Interessen der Allgemeinheit ein. Die Bösen, die nur auf den eigenen Vorteil bedacht sind, greifen zu tödlichen Waffen. Polizisten passen auf, so gut es geht. Doch die Schlechten verstecken und maskieren sich, um der Polizei zu entgehen. Oft zeigt sich erst spät, wer wirklich Freund und wer Feind ist, denn mancher wechselt als Opportunist die Fronten. Der Kampf zwischen Gut und Böse wogt oft gefährlich lange hin und her.

Wo dieses Drama stattfindet? Im Dunkel des Darms eines jeden Menschen. Die Guten, das sind nützliche Bakterien, die unseren Verdauungstrakt zu Abermillionen bewohnen. Sie leben von dem, was von unserer Nahrung für sie übrig bleibt und spielen bei der Abwehr von Krankheitserregern, also beim Kampf gegen die »Bösen«, eine zentrale Rolle. Polizeidienste tut das ausge

Ein moderner probiotischer Joghurt enthält neben den üblichen Milchsäurebakterien für einen guten Geschmack und eine dickliche Beschaffenheit noch Bakterienstämme mit probiotischen Eigenschaften, die helfen können, Abwehrkräfte zu stärken.

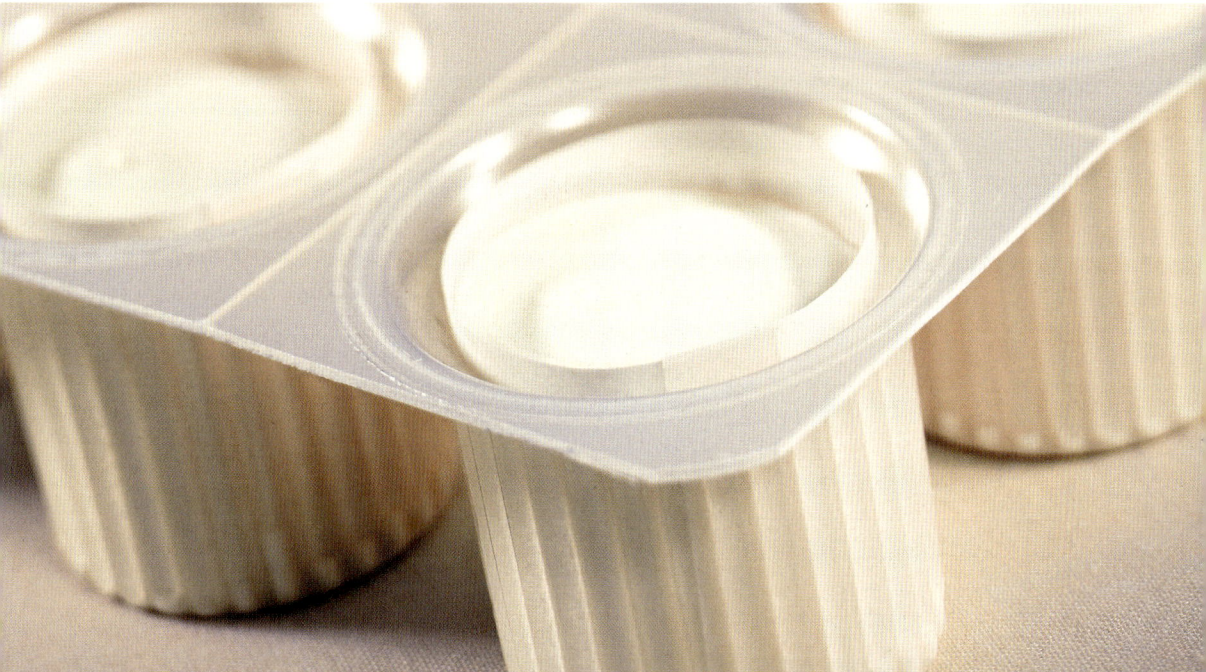

Probiotische Bakterien und lösliche Ballaststoffe – eine gesunde Kombination für den Darm. Beide gemeinsam stärken die Darmbarriere und bilden so eine schützende Schranke gegen Krankheitserreger und körperfremde Stoffe.

Von Escherichia-coli-Bakterien, die natürlicherweise zur Darmflora gehören, gibt es gute und krank machende Stämme. Zu einer Erkrankung kann es aber nur bei geschwächtem Immunsystem kommen.

klügelte Abwehrsystem im Lymphgewebe der Darmwand, das mit einer geschätzten Gesamtfläche von 400 Quadratmetern unseren Körper vor der Invasion von krank machenden Pilzen, Bakterien und Viren aus der Nahrung schützt. Drei Viertel aller Körperzellen, die Abwehrstoffe bilden, haben ihren Platz in den Falten der Darmwand und produzieren unablässig Antikörper gegen Eindringlinge, die mit dem Essen und Trinken in unseren Darm gelangen. Hier entscheidet der Körper außerdem, welche Substanzen er toleriert und gegen welche Stoffe er Unverträglichkeiten oder Allergien entwickelt. Haben die Boten des Immunsystems einen gefährlichen Eindringling wie etwa einen Hefepilz entdeckt, der sich gerade anschickt, an der Darmwand anzudocken, schickt der gesunde Körper Abwehrzellen in die Blutbahn, um die übrigen Schleimhäute des Körpers vor dem ertappten Eindringling zu warnen. Auf diese Weise können die Schleimhäute der Bronchien, der Harnwege und der Geschlechtsorgane blitzschnell Antikörper gegen denselben Feind bilden. Ob ein Pilz wirklich zum Feind geworden ist, zeigt sich aber oft erst sehr spät, denn die Einzeller tarnen sich geschickt.

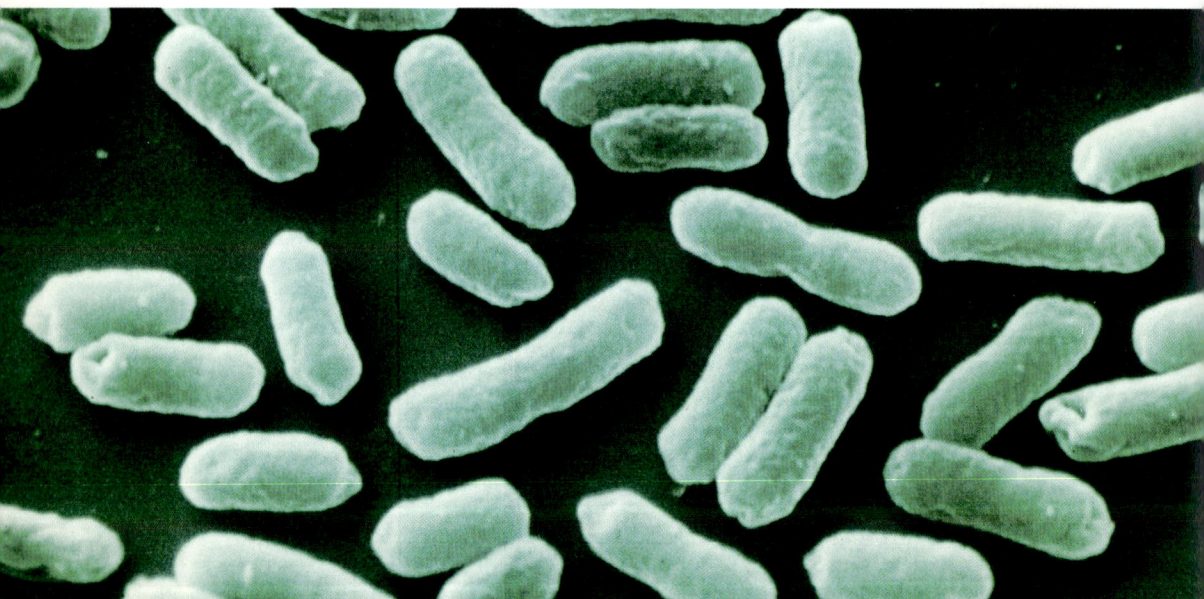

Die Darmflora

Die Bewohner der Darmflora lassen sich grob in drei Gruppen einteilen:

Die »Schädlichen« Pathogene, also krank machende Bakterien lösen ansteckende Erkrankungen aus, geben Gifte ab (so genannte Endotoxine) und produzieren schädliche, zum Teil Krebs erregende Substanzen.

Die »Opportunisten« Oft tun diese Keime uns nichts und leben einfach unbemerkt in der Vielfalt der Darmflora, aber manchmal wechseln sie eben auch auf die Seite der »Bösen«. Solche »doppelgesichtigen« Kandidaten sind auch Pilze der Candida-Gruppe. Ihr Wesen ändert sich, je nachdem wie ihre »Umwelt« im Darm sich verhält und wie gut die Immunabwehr des Menschen funktioniert.

Die »Guten« Diese Bakterien besitzen erfreuliche Eigenschaften. Sie fördern die Immunfunktionen und hemmen die »Bösen«. Sie gelten als »lebensfreundlich« und werden im Jargon der Wissenschaftler »probiotisch« genannt.

Die Forschung in Sachen Pilze

Günstig ist eine Darmflora mit einem hohen Anteil an freundlichen Bakterien. Vor allem Milchsäure- und Bifidusbakterien traut man nützliche Effekte gegen Pilzerkrankungen zu. Doch die Darmökologie als naturwissenschaftlicher Forschungszweig steckt fast noch in den Kinderschuhen. Das größte Problem der Forscher: Selbst mit den geschicktesten Hightechmethoden können sie nicht in den Darm eines lebenden Menschen hineinschauen und überprüfen, was die Milliarden von Mikroorganismen, die dort in dicken Schichten über- und durcheinander leben, miteinander und mit ihrem Wirt, dem Menschen,

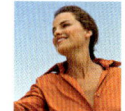

Info

Milchsäurebakterien gelten – ganz gleich ob probiotisch oder nicht – allesamt als komplett harmlos. Für Joghurt werden die nützlichen Mikroben den Herstellern gefriergetrocknet oder tiefgekühlt als so genannte Starterkulturen geliefert.

treiben. Jeder Eingriff, der es möglich machen würde, das Mit- und Gegeneinander der Mikroben unter dem Mikroskop zu betrachten, verändert die Darmflora sofort so sehr, dass von der Realität nichts übrig bleibt. Viele Vorgänge bleiben deshalb bis heute im Dunkeln.

Probiotische Kulturen

Obwohl in der Volksheilkunde seit langer Zeit auf die günstigen Wirkungen von milchsauren Produkten wie Joghurt und fermentierte Gemüse wie etwa Sauerkraut oder Kimchi hingewiesen wird, untersuchen Wissenschaftler erst seit wenigen Jahren systematisch, was Lactobazillen (Milchsäurebakterien) für die Gesundheit tun können. Immerhin beweisen Studien am Menschen, dass der regelmäßige Verzehr von Lebensmitteln mit lebenden Milchsäurebakterien einen messbaren Einfluss auf das Immunsystem hat. Wird z. B. Joghurt mit lebenden Kulturen gegessen, reagiert das menschliche Immunsystem prompt und produziert mehr Abwehrstoffe (IgA) als vorher. Auch andere Teile des Abwehrsystems kommen in Schwung. So werden z. B. aktive Zellbotenstoffe wie das Interferon aktiviert. In den letzten Jahren beobachteten die Darmökologen viele Eigenschaften nützlicher Bakterien. Hier ein Überblick:

Eine gesunde Darmflora verdrängt Pilze!

Die meisten der als probiotisch beworbenen Milchprodukte schmecken gut und liefern den Gesundheitseffekt sozusagen nebenher. Neben üblichen Zutaten wie Milch, traditionellen Joghurtkulturen und Geschmackszutaten kommen Bakterienstämme ins Produkt, die ursprünglich aus dem menschlichen Verdauungstrakt stammen. Das klingt nicht sonderlich appetitanregend, aber man geht davon aus, dass Keime aus der Darmflora am besten an das »Klima« in unserem Körperinneren angepasst sind. Sie sollen ja, wenn sie den schwierigen Weg

Nicht nur moderne Joghurts, auch traditionsreiche Lebensmittel wie etwa Sauerkraut, Oliven und naturgereifte Salami enthalten lebende Milchsäurebakterien. Bestimmte Inhaltsstoffe der nützlichen Keime halten das Abwehrsystem in der Darmwand wie ein »Wecker« wach.

Bedeutung der Milchsäurebakterien

Alle Milchsäurebakterien, die in den Darm gelangen,

- helfen beim Verdauen von Milch
- regen das Immunsystem an
- regenerieren die Darmflora nach der Behandlung mit Antibiotika, Strahlen und Chemotherapie
- regulieren die Beweglichkeit des Darms.

Weiterhin:

Einige Stämme können noch mehr, sie

- stoppen Durchfall
- mindern das Darmkrebsrisiko
- vertreiben Krankheitserreger.

Fazit:

Eine gesunde Darmflora verdrängt Pilze!

Antibiotika – Probiotika, wo ist da der Unterschied? Pilze produzieren Antibiotika, um gegen Bakterien, ihre Fressfeinde, zu kämpfen. Der Forscher Alexander Flemming fand das erste Antibiotikum im Schimmel einer Petrischale und nannte den bakterientötenden Stoff Penizillium nach dem Schimmelpilz, der es produzierte. Probiotika, also probiotische Bakterien, wiederum produzieren Abwehrstoffe gegen Pilze.

durch Magen und Dünndarm lebend überstanden haben, im Dickdarm ihre Wirkung tun und das Immunsystem animieren. Wie stark sie wirken und ob die beworbenen Mikroben wirklich auf Dauer nützlicher sind als die Keime traditioneller Sauermilcherzeugnisse oder milchsaurer Gemüse, wird sich noch herausstellen. Jedenfalls sprechen fast alle Forschungsergebnisse dafür, dass es die Abwehrkräfte fit hält, wenn man regelmäßig lebende Milchsäurebakterien konsumiert.

Doch es reicht nicht, hin und wieder ein Löffelchen Joghurt oder eine Hand voll frisches Sauerkraut vom Fass zu essen: Die Wirkung der enthaltenen Bakterien lässt schnell wieder nach, wenn man keine fermentierten (milchsauren) Lebensmittel mehr isst. Der Schutz hält nur für Stunden, bestenfalls für wenige Tage an. Wer seine Darmflora stärken möchte, bringt deshalb am besten täglich Milchsaures auf den Tisch.

Futter für freundliche Bakterien

Isst der Mensch die falschen Sachen, müssen Darmbakterien hungern – buchstäblich! Denn sie leben von dem, was von unserem Essen nach der Reise durch den Dünndarm für sie übrig bleibt. Fehlen Ballaststoffe auf dem Speisezettel, geht es der Darmflora schlecht.

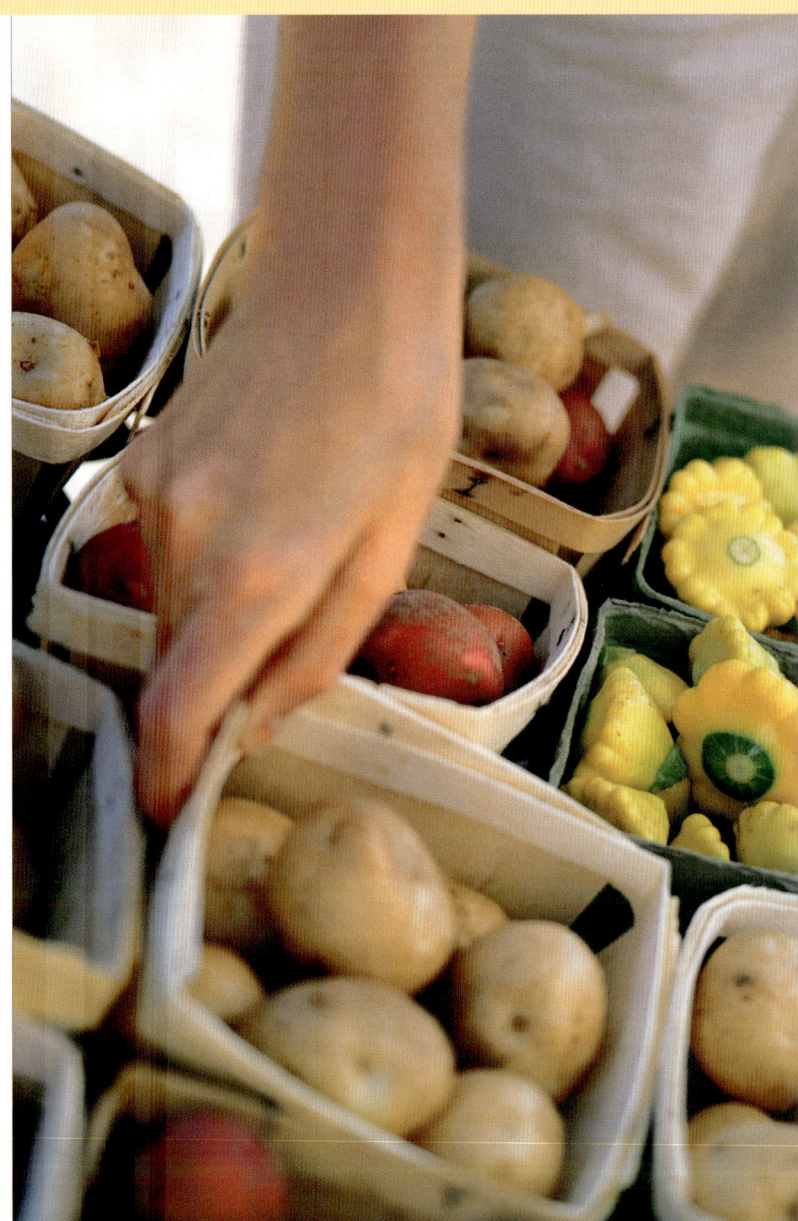

Von Wurst-, Fleisch- und Käseresten können nützliche Darmbakterien nicht existieren, sie benötigen ballaststoffreiche Pflanzenkost, um gut zu gedeihen.

Gesundes für den Darm

Präbiotische Ballaststoffe

Was kann man tun, um freundliche Keime der Darmflora so zu stärken, dass sie bösartige Pilze vertreiben? Gibt es wirklich eine Ernährungsweise, die auf die heimlichen Bewohner im Dickdarm wirkt? Ja, die gibt es tatsächlich. Schon die Muttermilch versorgt das Baby mit Stoffen (Inulin, bifidogene Faktoren), die eine nützliche Bakterienflora fördern.

Den größten Teil von allem, was in unserem Magen landet, also Zucker, Stärke, Fett und Eiweiß, verdaut bereits der Dünndarm. Ballaststoffe, Milchzucker und ein kleiner Teil der Stärke wandern dagegen weiter bis in den Dickdarm, wo die meisten Bakterien hausen und sich von diesen Anteilen unseres Essens ernähren. Die Folge: Je mehr Ballaststoffe der Mensch isst, desto besser gedeiht seine Darmflora.

Hochwillkommen: Nützliche Bakterien der Darmflora erzeugen aus löslichen Ballaststoffen Substanzen (kurzkettige Fettsäuren), die die Darmschleimhaut vor krankhaften Veränderungen schützen.

Neue Stärke für »gute« Bakterien

Landen etwa nur die Überreste von eiweiß- und fettreichen Mahlzeiten mit viel Fleisch, Fisch, Wurst und Käse im Dickdarm, hungern die Bewohner der Darmflora. Auch bekannte Ballaststofflieferanten wie Weizenkleie schmecken ihnen nicht sonderlich, sie können nur etwa ein Viertel davon nutzen. Die meisten freundlichen Darmbakterien brauchen zum Leben das komplexe Kohlenhydrat Stärke, wie sie in einfachen preiswerten Sattmachern steckt. Wer seinen Hunger täglich mit kräftigen Portionen Kartoffeln, Vollkornbrot, Getreidegerichten und auch Hülsenfrüchten wie Bohnen, Erbsen, Kichererbsen oder Linsen stillt, füttert damit auch die »kleinen Freunde« im Darm und macht diesen abwehrstark.

Die wichtigsten Reparaturstoffe für eine intakte Darmbarriere werden von der Darmflora aus löslichen Ballaststoffen hergestellt. Ein Grund mehr, auf gesunde Ernährung zu achten.

Ein neuer Ballaststoff, der sich als Nahrung für probiotische Bakterien gut eignet, ist die so genannte resistente, unverdauliche Stärke. Sie wurde entdeckt, als Experten bemerkten, dass sich ein Teil der ganz normalen Stärke aus Kartoffeln und Brot durch Kochen und Abkühlen (unter 50 °C) so verändert, dass unsere Verdauungssäfte im Dünndarm sie nicht auflösen können. Auch ungekochte Stärke (z. B. im Kartoffelmehl) und Stärkedepots, die noch unversehrt in den Vorratskammern der Pflanzenzellen liegen, bleiben für die Verdauungssäfte im Dünndarm unerreichbar. Diese unverdaubaren Stärkereste werden »Resistente Stärke« genannt, weil sie sich gegen Verdauungssäfte resistent zeigen und deshalb unverändert bis in den Dickdarm gelangen. Dort sind sie ein gefundenes Fressen für hocherwünschte Darmbakterien.

Ruhig einmal Aufgewärmtes essen

Für gesundheitsbewusste Verbraucher heißt es deshalb: Möglichst viel stärkehaltige Grobkost essen, denn davon bleiben mindestens fünf Prozent, manchmal sogar rund 20 Prozent unverdaut, so dass genug »Futter« übrig ist für die »Haustierchen« im Darm. Wer den Gehalt an Resistenter Stärke in der gewohnten Nahrung zusätzlich erhöhen möchte, kocht öfter einmal die doppelte Menge Kartoffeln oder Getreide und wärmt sie am

Getreide, Nudeln und Kartoffeln ruhig öfter mal vorkochen. Das ist praktisch und erhöht den Gehalt an einem »neuen« Ballaststoff namens »Resistente Stärke«.

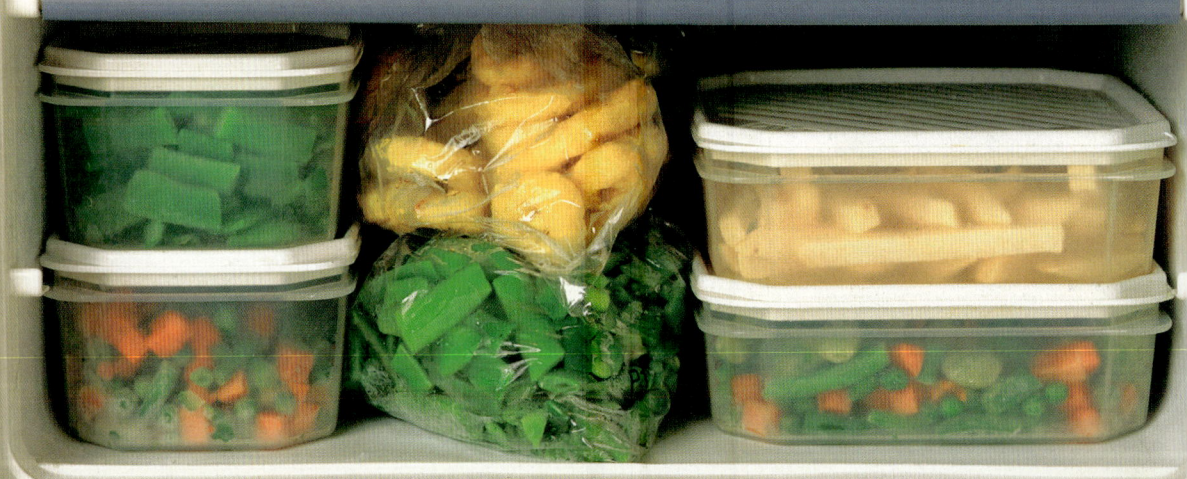

nächsten Tag wieder auf. Nebenbei ist das Vorkochen natürlich für viele Berufstätige ausgesprochen praktisch. Aber vor allem sollte man die stärkereichen Sattmacher in den Mittelpunkt der Mahlzeit stellen und dafür die fett- und eiweißreichen Zutaten als leckere, aber kleine Beilagen servieren.

Milchzucker – ein Ballaststoff?

Wer schon einmal Milchzucker pur verwendet hat, kennt meist auch den Effekt. Sind größere Mengen (z. B. ein, zwei Esslöffel) dieses leicht löslichen und nur ganz mild süß schmeckenden Pulvers im Essen enthalten, wird die Verdauung deutlich beschleunigt. Der Grund: Milchsäurebakterien lieben Milchzucker. Wird das weiße Pulver gleich löffelweise verwendet, landet ein Teil unverdaut im Dickdarm und ernährt dort die Darmflora (prebiotische Wirkung). Die freundlichen Milchsäurebakterien vermehren sich dann kräftig und damit auch die Stuhlmenge. Doch als echter Ballaststoff gilt Milchzucker deshalb noch nicht. Wer ihn gut verträgt, sollte ihn jedoch ruhig beim Kochen und Backen verwenden.

Bifidus gegen Candida

Etwa ein Viertel der Bakterien in der Darmflora eines gesunden Erwachsenen besteht aus Bifidusbakterien, bei einem gestillten Neugeborenen sind es noch 95 Prozent. Die nützlichen Mikroben können neben schädlichen Keimen wie Salmonellen und Escherichia coli auch krank machende Pilze wie Candida albicans verdrängen, denn sie schaffen ein saures Klima im Darm, das die Erreger nicht gut vertragen. Außerdem verfügen sie – wie übrigens andere Milchsäurebakterien auch – über einen chemischen Kampfstoff, beim Bifidus »Bifidin« genannt, der Feinde zurückdrängt.

Probiotisch, präbiotisch oder synbiotisch? Was heißt denn das? Hinter dem Fachjargon der Ernährungsexperten verstecken sich simple Zusammenhänge: Probiotisch, also lebensfreundlich wirken nützliche Bakterien. Sie gedeihen am besten, wenn man sie mit löslichen, also »präbiotischen« Ballaststoffen füttert. Wer beides tut, kann auf eine »synbiotische«, verstärkte gleichgerichtete Wirkung hoffen.

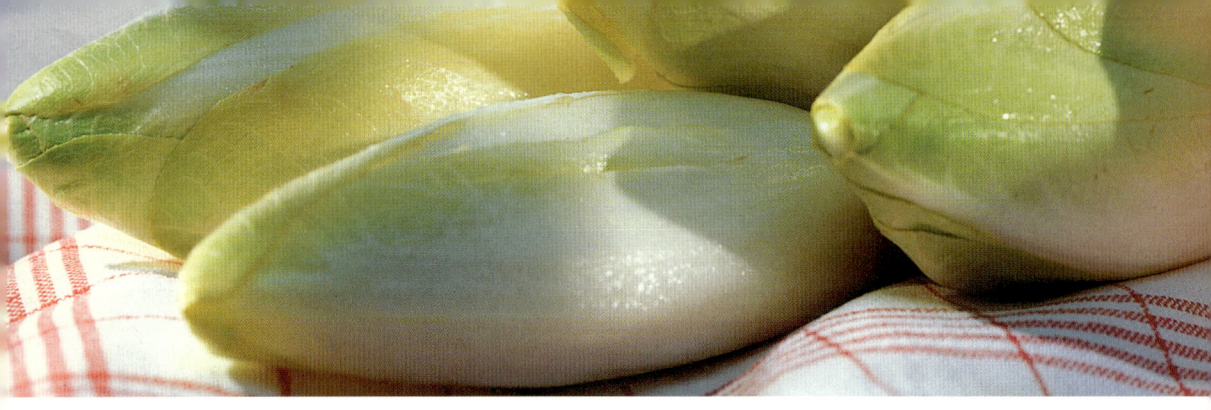

Chicorée ist gesund bis in die Wurzeln. Aus ihnen wird der präbiotische Ballaststoff Inulin gewonnen.

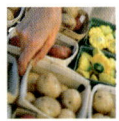

Info

Präbiotische Ballaststoffe wie etwa das Inulin aus dem Chicorée oder die Beta-Glucane aus dem Hafer besitzen viele Vorzüge: Sie helfen z. B., das Körpergewicht stabil zu halten, dämpfen Blutzuckerspitzen und ernähren die Darmflora.

Leckerbissen für die Feinde der Pilze

Wie kriegt man es hin, dass sich in der Darmflora möglichst viele der nützlichen Bifidusbakterien tummeln? Man streut einfach regelmäßig etwas Inulin ins Essen. Dieser lösliche Ballaststoff wirkt »präbiotisch«, also fördernd auf die Entwicklung von freundlichen Darmbakterien. Schon ein leicht gehäufter Teelöffel Inulin (4 Gramm) pro Tag reicht aus, um die pilzfeindlichen Bifidusbakterien in der Darmflora deutlich anwachsen zu lassen. Inulin ist sozusagen das Lieblingsfutter dieser Bakterien.

Dort ist Inulin zu finden

Der leicht lösliche Naturstoff kommt als Vorratssubstanz in etlichen Gemüse- und Getreidesorten vor. So stecken beispielsweise in 100 Gramm Weizenmehl etwa 2 bis 4 Gramm Inulin, das sich übrigens auch im Brot wiederfindet, denn beim Backen geht es nicht verloren. Statistisch gesehen essen wir bereits etwa 8 Gramm Inulin pro Tag. Aber das scheint zu wenig zu sein, um die nützlichen Bakterien in der Darmflora festzuhalten. Die Zufuhr ist bei den meisten Menschen wahrscheinlich knapp, weil heutzutage einfache Gemüsesorten wie Rüben und Knollen, die reichlich von dem nützlichen Ballaststoff enthalten, nicht oft genug aufgetischt werden.

Reines Inulin verursacht – nach kurzer Eingewöhnungszeit – wenig Blähungen, denn die Bifidusbakterien, die sich vorzugsweise von diesem Ballaststoff ernähren, produzieren keine Gase.

Allerdings werden Menschen, die sonst nur wenig Ballaststoffe konsumieren, anfangs bemerken, dass ihr Darm stärker gefüllt ist und sich mehr bewegt. Tests zeigen, dass unempfindliche Menschen täglich bis zu 30 Gramm Inulin essen können, ohne etwas davon zu merken. Wer sensibel auf ballaststoffreiche Nahrung reagiert, kann im Schnitt immerhin noch 5 Gramm Inulin prisenweise unter sein Essen mischen – ohne dass der Darm lästige Reaktionen zeigt.

Die Wirkung von Inulin wurde bereits in einer ganzen Reihe von Studien am Menschen überprüft. Seit einiger Zeit mehren sich Forschungsergebnisse, die zeigen, dass Inulin auch günstig auf die Versorgung mit Kalzium wirkt, denn der lösliche Ballaststoff fördert die Aufnahme von Kalzium aus dem Darm. Ein echter Vorteil, denn unlösliche Ballaststoffe wie etwa Weizenkleie bewirken das Gegenteil.

Gerichte mit viel Gemüse sättigen auf leichte Art und machen selbst bei Riesenhunger nie dick. Die reichlich enthaltenen biologisch aktiven Substanzen und das Inulin unterstützen das Immunsystem bei seiner Arbeit.

Inulin in Gemüse und Getreide

100 Gramm	Inulin
Roggenkörner	0,5 – 1 g
Gerstenkörner	0,5 – 1,5 g
Weizenkörner	1 – 4 g
Zwiebeln	2 – 6 g
Porree	3 – 10 g
Artischocke	3 – 10 g
Knoblauch	9 – 16 g
Zichorien- bzw. Chicoréewurzel	15 – 20 g
Topinambur	16 – 20 g

Was Ballaststoffe bewirken

Alle löslichen, also präbiotischen Ballaststoffe tun der Darmflora gut. Darüber hinaus machen sie den Körper auf vielfältige Weise fit. So nehmen Quellstoffe wie etwa Guar und Johannisbrotkernmehl Flüssigkeit auf und vergrößern damit die Menge des Nahrungsbreis. Die Folge davon: Der Mensch wird schneller satt, weil üppige Mengen ans Gehirn funken, dass Magen und Darm gut gefüllt sind.

Ein Gramm Weizenkleie kann um das Dreifache seines Gewichts aufquellen, Quellstoffe aus Gemüse und Leinsamen saugen sogar ein Vielfaches an Feuchtigkeit auf. Für Pilzerkrankte wichtig: Alle diese Ballaststoffe binden beim Aufquellen schleimhautreizende, unverträgliche und eventuell auch giftige Stoffe, die von Pilzen ausgeschieden werden, und sorgen für schnellen Abtransport nach draußen.

Weizenkleie besteht zu 70 Prozent aus unlöslichen Faserstoffen und nur zu 30 Prozent aus wasserlöslichem präbiotischen Ballast. Inulin dagegen liefert 100 Prozent lösliche Ballaststoffe, die aus Wurzeln und Knollen gewonnen werden, z. B. aus Zichorienwurzeln.

Schnelle Entgiftung

Faserstoffe quellen nicht sehr, doch sie lassen Verdauungssäfte schneller fließen, massieren die Darmwand und sorgen so für eine gute Durchblutung. Während der Behandlung einer Darmpilzinfektion fühlen sich viele Menschen schwach und misslaunig. Der Grund: Die Medikamente töten viele Pilzzellen ab und setzen dabei deren Stoffwechselprodukte frei. Ärzte kennen diesen Effekt auch von der Behandlung von bakteriellen Erkrankungen. Hat man gleich zu Beginn der medizinischen Behandlung genügend Ballaststoffe zu sich genommen, »verschlucken« diese die Problemstoffe im Darm und entlasten den Körper von kurzzeitigen, aber unschönen Nebeneffekten der Therapie. Und nicht zuletzt: Gelangen zu wenig Ballaststoffe in den Darm, hungern die »freundlichen« Bakterien im Darm, und damit gerät auch die für das Immunsystem so wichtige Schleimhaut in Not. Ohne ausreichende Versorgung mit Nahrung verkümmert sie.

Ballaststoff-Hitliste

Nur pflanzliche Lebensmittel enthalten Ballaststoffe. In Fleisch, Fisch, Eiern, Butter, Käse oder Wurst, aber auch in Pflanzenölen und Zucker sind die gesunden Stoffe nicht enthalten.

100 Gramm enthalten	Ballaststoffe
Weizenkleie	45 Gramm
Leinsamen	35 Gramm
Erdmandelflocken (Chufanuss)	32 Gramm
Dicke Bohnen	28 Gramm
Knäckebrot, ballaststoffreich	24 Gramm
Weizenkeime	18 Gramm
Mandeln	15 Gramm
Roggen	14 Gramm
Kichererbsen	12 Gramm
Linsen	11 Gramm
Erdnusskerne	11 Gramm
Sesam	11 Gramm
Popcorn	11 Gramm
Roggenvollkornbrot	8 Gramm
Kidneybohnen, Konserve	5 Gramm
Möhren	4 Gramm
Mais, Konserve	3 Gramm
Kartoffeln	2 Gramm

Wie schafft man es, möglichst viele Ballaststoffe in den Speiseplan zu kriegen? Ganz einfach: Beispielsweise morgens ein gutes Müsli essen! Es versorgt den Körper für lange Zeit mit Energie und hält den Darm fit.

Einkaufsberatung

Nette Mikroben, die unsere Darmflora im Lot halten, mögen Abwechslung. Es ist also nicht der Weisheit letzter Schluss, nur eine Bakterienfamilie wie etwa die Bifidusbakterien zu »füttern«. Je mehr unterschiedliche Nützlinge in der Darmflora zu Hause sind, desto besser reagiert das Immunsystem.

Wer seine Lieblingsgerichte mit Ballaststoffen anreichern möchte, hat die Wahl zwischen unterschiedlichen Produkten. Am besten ausprobieren, welche Art beim Kochen zu welchem Gericht am besten passt.

■ Kleie: Weizenkleie liefert hauptsächlich unlösliche Faserstoffe (Zellulose). Haferkleie enthält dagegen viele lösliche Ballaststoffe. Weizen- und Haferkleie ergänzen ballastarme Müslis und schmecken gut in Joghurt oder in Quarkspeisen gemischt.

■ Pektin wird als Pulver (Apfelpektin) oder flüssig in Flaschen angeboten. Pektin passt gut in Desserts, man kann aber auch Gemüsegerichte damit binden.

■ Leinsamen: Wer statt eines Extrakts lieber ein Naturprodukt mag, kauft am besten Leinsamen und mahlt ihn. Er besteht fast zur Hälfte aus einem hochwirksamen Ballaststoffgemisch und liefert zusätzlich wertvolle Fettsäuren.

■ Inulin eignet sich gut zum Backen, es kann bis zu 10 Prozent des Mehls ersetzen. Ebenso gut passt das zuckerähnliche weiße Pulver in Gemüsegerichte, Desserts und Eintöpfe. Weil Inulin glutenfrei ist, können auch Getreideallergiker es verwenden.

Ganz gleich, welche Sorte Ihnen am besten schmeckt und bekommt, verwenden Sie jeweils nur kleine Mengen der Ballastprodukte in einem Gericht. Sonst verändert sich der gewohnte Geschmack, und das Lieblingsgericht schmeckt plötzlich gar nicht mehr so gut. In jedem Fall wichtig: Je mehr Ballaststoffe Sie essen, desto mehr sollten Sie trinken (mindestens zwei Liter pro Tag). Sonst können die Ballaststoffe nicht genügend aufquellen und verursachen statt Linderung Verdauungsprobleme.

Fachleute von der Deutschen Gesellschaft für Ernährung empfehlen mindestens 30 Gramm Ballaststoffe pro Tag. Wer öfter mal Hülsenfrüchte wie Erbsen, Bohnen und Linsen auf den Speiseplan setzt, beispielsweise in Eintopfgerichten, als Beilagen oder in Form von Keimlingen zum Salat, kommt leicht auf sein Soll – und unterstützt den Darm bei seiner Abwehrarbeit gegen Eindringlinge.

Immer wieder Pilze?
Vielleicht fehlt Zink!

Kaum ein Experte zweifelt noch daran, dass Nährstoffe eine zentrale Rolle spielen, wenn es um die Abwehr von Infektionen geht. So konnten mehrere Gruppen von Forschern zeigen, dass das Spurenelement Zink hilft, die Darmflora in der Balance zu halten. Der Mineralstoff stärkt die natürliche Barriere der Darmwände gegen Eindringlinge, indem er hilft, die äußere Haut der Zellen intakt zu halten. Obwohl Austern vor Zink nur so strotzen, wird man sie kaum täglich essen. Doch viele andere Lebensmittel aus der folgenden Liste passen gut ins tägliche Wohlfühlessen.

Abwehrspezialist Zink

Lebensmittel	Zinkgehalt pro 100 g
Austern	85,0 mg
Weizenkleie	13,3 mg
Sesamsaat	7,8 mg
Kürbiskerne	7,0 mg
Sonnenblumenkerne	5,1 mg
Lammfleisch, mager	4,8 mg
Rindfleisch, mager	4,3 mg
Gouda	3,8 mg
Miesmuschel	2,7 mg
Vollkornbrot	2,4 mg
Schweinefleisch, mager	2,0 mg
Putenbrust	1,8 mg
Hühnerei	1,4 mg

Das Spurenelement Zink ist an Tausenden von Prozessen im Körper beteiligt, weil es als Bestandteil von Enzymen in den gesamten Stoffwechsel, vor allem aber ins Immunsystem eingreift. Männer benötigen etwa 10 Milligramm Zink pro Tag, Frauen kommen im Schnitt schon mit etwa 7 Milligramm aus. Weil der Körper keine großen Zinkspeicher unterhält, auf die er bei einer Mangelversorgung zurückgreifen könnte, ist eine regelmäßige Zufuhr durch zinkhaltige Lebensmittel wichtig.

Lebensmittel im Überblick

Viele Ballaststoffe, reichlich Gemüse und Getreide, kein Zucker, mageres Fleisch und ruhig öfter mal ein Ei, diese Ernährungsweise bekommt nicht nur Menschen mit einer Pilzerkrankung. Wer so isst, entlastet den Körper auch bei einem gestörten Fettstoffwechsel.

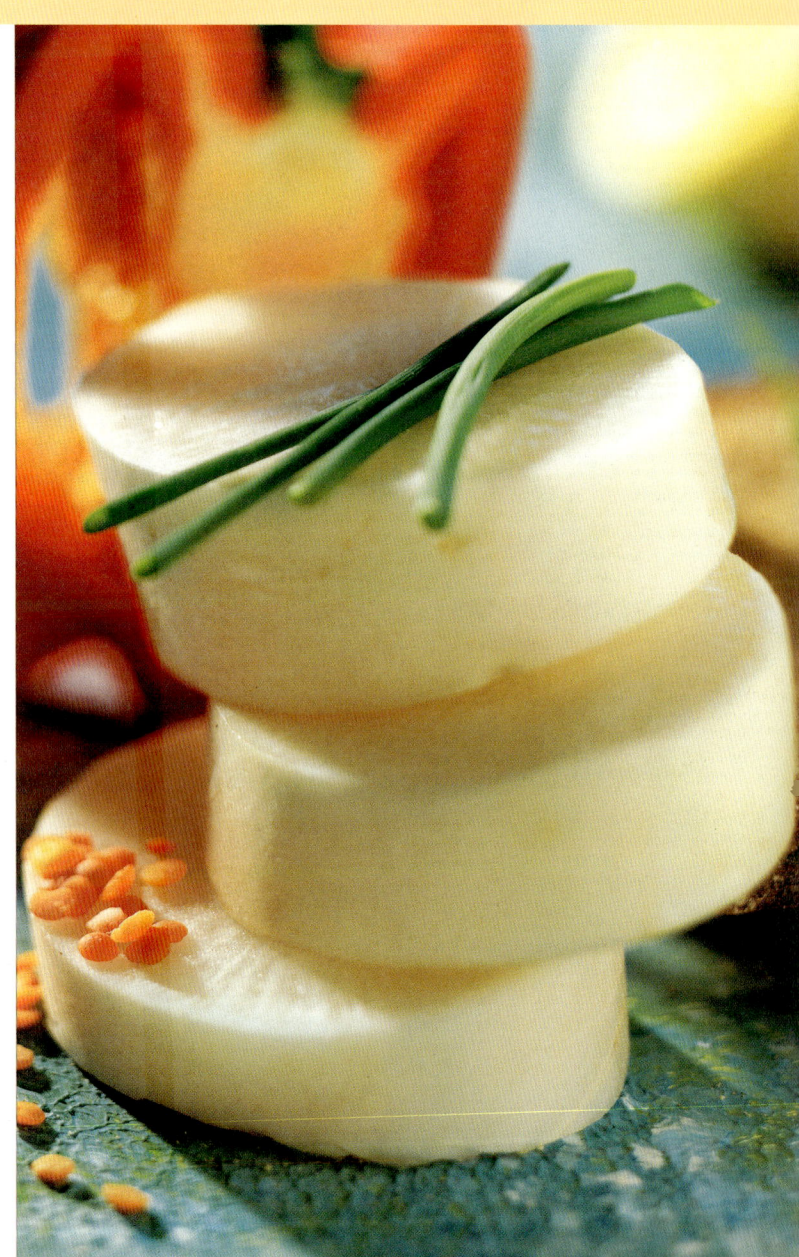

Rettich, Schnittlauch, Zwiebeln und Porree liefern einen großen Anteil scharf schmeckender Senföle, die antibakterielle Wirkung haben.

Günstige Lebensmittel

Beim Einkauf stehen wir täglich vor einer Riesenauswahl von Lebensmitteln. Supermärkte, grüne Läden und Reformhäuser bieten uns alles, was in eine Ernährungsweise passt, die die Abwehrkräfte gegen Pilze stärkt. Hier eine Übersicht:

Milch, Käse & Eier

In allen Fettstufen; ohne Zucker- oder Fruchtzusatz:

- Trinkmilch
- Magermilchpulver
- Kondensmilch
- Buttermilch
- Kefir
- Joghurt, natur, mit lebenden Kulturen, probiotisch
- Quark
- Dickmilch
- Schichtkäse
- Schmand
- Crème fraîche, natur
- Crème fraîche mit Kräutern
- Crème leger
- Frischkäse, körniger
- Hart- und Schnittkäse
- Schmelz- und Weichkäse
- Sahne, alle Sorten
- Sprühsahne, mit Süßstoff
- Molke, ungesüßt
- Molkepulver

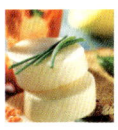

Info

Wer clever einkauft, lässt sich nicht von poppigen Bezeichnungen eines Produkts (z. B. Energiedrink) einfangen, sondern liest die sachliche »Verkehrsbezeichnung« (Limonade), die laut Gesetz ebenfalls auf dem Etikett stehen muss, damit sich der Käufer leichter orientieren kann.

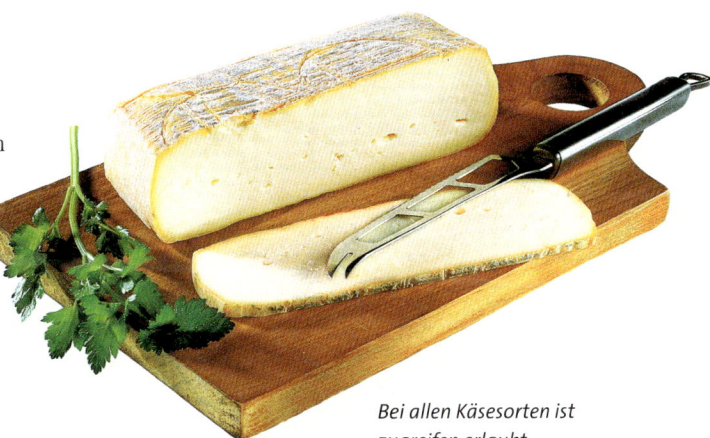

Bei allen Käsesorten ist zugreifen erlaubt.

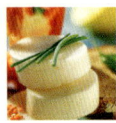

Info

Wer langfristig gesund essen möchte, achtet auf die Nährwertangaben auf der Verpackung. Sind keine zu finden und wird überall auf der Packung nur der Genusswert gelobt, steht es wahrscheinlich schlecht um den Gesundheitswert des betreffenden Produkts. Lobt der Hersteller irgendwo den Gehalt an Ballaststoffen, muss die Menge auch in den Nährwertangaben enthalten sein.

Besonders günstig sind Zwiebeln, denn ihre antibakteriell wirksamen ätherischen Öle halten die Darmflora gesund.

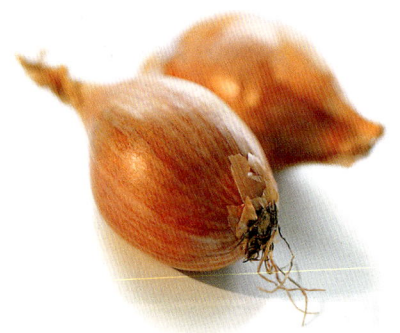

Eier

- Hühnereier in jeder Form
- Gänse-, Enten- und Wachteleier (nur durchgegart)
- Eiklar und Eigelb

Gemüse & Kräuter

alle Sorten frisches Gemüse – besonders günstig:

- Gemüse, tiefgekühlt, ohne Saucen und Würzbeigaben
- Hülsenfrüchte, getrocknet oder aus der Dose
- Milchsauer eingelegte Gemüse (z. B. Sauerkraut, Bohnen, Oliven)
- Knoblauch
- Zwiebeln
- Porree
- Rettich
- Meerrettich
- Garten- und Brunnenkresse
- Sauerkonserven
- Algen, getrocknet

Getränke

- Diätlimonade mit Süßstoff
- Colagetränke mit Süßstoff
- Kaffee, Bohnen- und Landkaffee
- Tee, schwarz, grün und Kräutertee
- Mineral- und Heilwässer
- Gemüsesäfte, ohne Zuckerzusatz

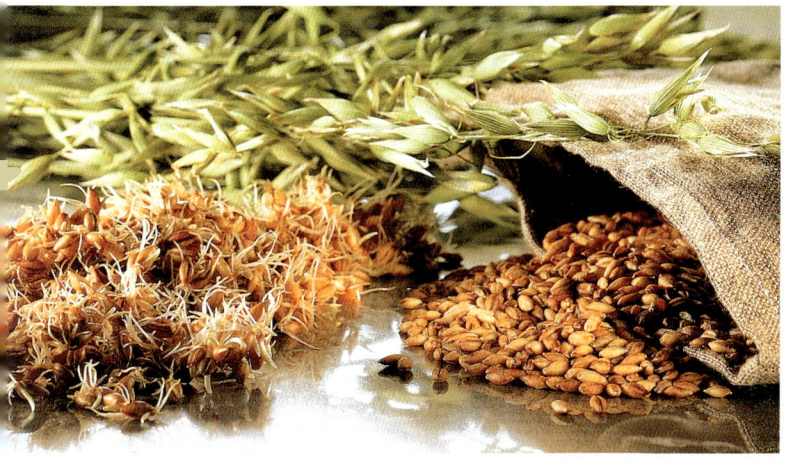

Sprossen und Hülsenfrüchte liefern beachtliche Mengen an wertvollen Ballaststoffen.

Vollkorn, Kartoffeln & Nährmittel

- Alle Getreidesorten im ganzen Korn, z. B. Amaranth, Buchweizen, Dinkel, Gerste, Grünkern, Hafer oder Hirse
- Roggen und Weizen – auch als Vollkornschrot, Vollkornmehl, Grieß, Kleie und Flocken
- Weizenkeime
- Naturreis
- Maiskörner (Popcornmais)
- Kartoffeln
- Pommes frites und Kartoffelchips
- Kartoffelpüreepulver
- Teig für Kartoffelklöße, gekühlt oder als Pulver

Brühen, Binde- & Würzmittel

- Klare Brühen, Bouillons, Fonds und Suppen
- Senf
- Mayonnaise
- Essig
- Kakaopulver (ohne Zucker)

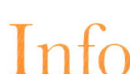 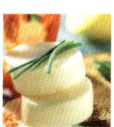

Info

Beim Einkaufen neuer Produkte immer die Zutatenliste lesen – auch wenn sie noch so klein gedruckt ist. Am Anfang steht immer die Zutat mit der größten Menge. Oft sind Zucker, Fett oder Wasser auf Platz eins.

- Backaromen, natürlich und synthetisch
- Gelatine
- Bindemittel, pflanzlich, wie z. B. Biobin, Nestargel

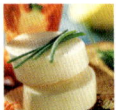

Info

Die Hauptschwächen vieler bequemer Fertigprodukte: Sie enthalten reichlich ungesunde Fette, viel Kochsalz, wenig Ballaststoffe und weniger B-Vitamine als frische Lebensmittel.

Brot & Backwaren

- Roggenvollkornbrote aus Sauerteig
- Weizenvollkornbrote
- Vollkornbrote mit Soja, Leinsaat oder Kürbiskernen
- Kleiebrote
- Vollkornknäckebrote
- Vollkornkekse, ungesüßt

Fette & Öle

- Kaltgepresste Pflanzenöle (z. B. Olivenöl, Nussöl, Leinöl)
- Raffinierte Pflanzenöle (z. B. Rapsöl)
- Margarine, auch halbfett
- Diätmargarine
- Butter
- Butterschmalz
- Schweine- und Gänseschmalz

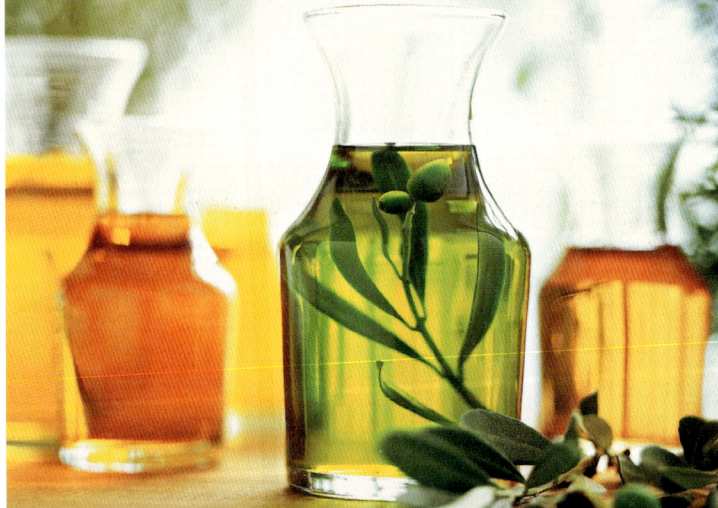

Über 150 verschiedene Olivenbaumarten sorgen neben Lage, Bodenbeschaffenheit, Klima und Reifegrad für eine geschmackliche Vielfalt der Früchte und Öle.

Sojaprodukte

- Tofu (Sojaquark)
- Sojamilch (Sojadrink, ungesüßt)
- Sojamehl, -granulat und -flocken
- Sojafleisch und -wurst

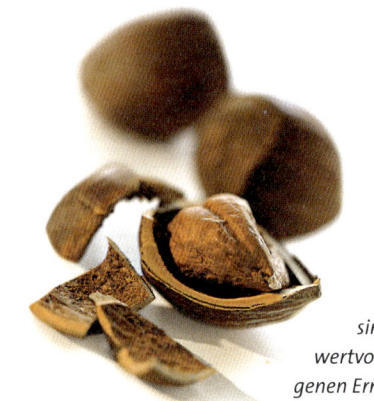

Nüsse liefern recht viel Fett. Wegen der günstigen Fettsäurezusammensetzung sind sie dennoch sehr wertvoll in einer ausgewogenen Ernährung.

Samen & Nusskerne

- Nüsse, wie Hasel-, Wal-, Cashew- und Paranüsse
- Erdnüsse (ohne Honigkruste)
- Sonnenblumenkerne
- Kürbiskerne
- Sesam
- Leinsamen
- Mohn
- Kokosflocken, aus dem Reformhaus
- Nussmus, ungesüßt

Süßes

- Süßstoffe wie Saccharin, Cyclamat, Aspartam, Acesulfam und Mischungen daraus
- Isomalt
- Milchzucker

Fleisch & Fleischwaren

- Fleisch von Geflügel, Wild, Kaninchen, Lamm, Rind und Schwein, frisch oder tiefgekühlt, pro Portion nicht mehr als 125 Gramm einplanen
- Wurst (Frisch-, Dauer- und Streichwurst)

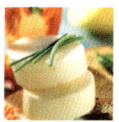

Info

Wellnesspunkte kann sammeln, wer bei jeder Mahlzeit Rohkost, magere Milchprodukte und Vollkorn einplant. Convenience-Produkte lassen sich durch frische Kräuter, Tiefkühlgemüse und hochwertige Öle wie etwa Olivenöl, Rapsöl, Leinöl und Nussöle aufbessern.

Fisch & Fischkonserven

- Meeres- und Süßwasserfisch, frisch und tiefgekühlt, ohne Panade oder Sauce
- Tintenfisch oder Calamares, frisch und tiefgekühlt, ohne Saucen und Panade
- Thunfisch und Sardinen aus der Dose, im eigenen Saft oder in Öl
- Austern, Sand- und Miesmuscheln
- Krebse, Krabben, Shrimps, Hummer, Langusten und andere Krebstiere, frisch oder tiefgekühlt

Wer krank machende Pilze ausbremsen möchte, versucht am besten, den Blutzuckerspiegel niedrig zu halten. Aus der Erfahrungsheilkunde kam schon vor Jahrzehnten der Rat, bei Pilzinfektionen auf Zucker zu verzichten.

Vorerst besser nicht einplanen

In den ersten zwei Wochen weglassen
- Frische süße Früchte
- Tiefkühlobst

Erst nach drei Wochen wieder zulangen bei
- Obstsäften
- Rosinen
- Obstkonserven
- Trockenfrüchten

Locker bleiben

Darüber sind sich alle Ernährungsfachleute einig:
Rigide Verbote sind auf Dauer nicht nützlich, sie können einem die Freude am Essen verderben. Doch wer seinen Speisezettel in die darmgesunde Richtung verändern möchte, tut gut daran, für einen Zeitraum von etwa drei bis vier Wochen um Früchte jeder Art (siehe oben) einen Bogen zu machen. Der Trick dabei: Lässt man die weniger günstigen Sachen eine Zeit lang weg,

geraten gesündere Sachen wie von selbst in den Mittelpunkt, und man gewöhnt sich an ihren Geschmack. Schließlich soll später eine etwas gesündere Lebensweise die Rückkehr der Pilze verhindern und die Abwehrkräfte fit halten. Alles eine Frage des Lebensstils. Wer es schafft, dem Essen eine wichtige Rolle in seinem Alltag einzuräumen, kommt sicher leichter auf sein Soll an wichtigen Nährstoffen. Wenn man vor lauter Hektik fast nur noch im Stehen oder bei der Arbeit nebenher isst, tut man seinem Darm keinen Gefallen. Denn bei Arbeitsstress kann das viel geplagte Organ seine Aufgaben nicht erfüllen. Das heißt ganz konkret: Machen Sie jede Mahlzeit zu einem angenehmen Erlebnis. Setzen sie sich möglichst oft gemeinsam mit der Familie oder mit Freunden an einen schön gedeckten Tisch.

Alles Zuckrige

- Alle Sorten Zucker, Haushalts-, Trauben-, Farin-, Rohrzucker und brauner Zucker
- Kandis
- Zuckeraustauschstoffe wie z. B. Fruchtzucker, Diabetikerzucker
- Sorbit, Xylit
- Zuckerrüben- und Ahornsirup
- Honig, auch Kunsthonig
- Schoko-Nuss-Cremes
- Kakaopulver
- Eiscreme, auch Diabetikereis
- Kuchen, Torten & Plätzchen
- Süßwaren wie Schokolade, Marzipan und Riegel
- Diätsüßwaren und -kuchen für Diabetiker
- Bonbons – auch wenn »zuckerfrei« draufsteht
- Lakritze
- Hustenbonbons

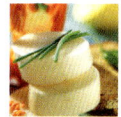

Info

Gute Quellen für die wichtigsten Ballaststoffe sind: Vollkornbrot, Hülsenfrüchte, Leinsaat, Kohlgemüse und Rüben. Salate liefern viele wertvolle Pflanzenstoffe, aber wenig Ballast.

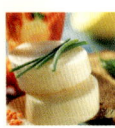

Info

Wer tierische Lebensmittel meidet und extrem an Fett spart, dem könnte es an Cholin mangeln. Eier sind gute Lieferanten für diesen fettähnlichen Stoff, den unser Gehirn zum Funktionieren braucht.

Viele Bäcker bieten Croissants mittlerweile auch als Vollkorngebäck an.

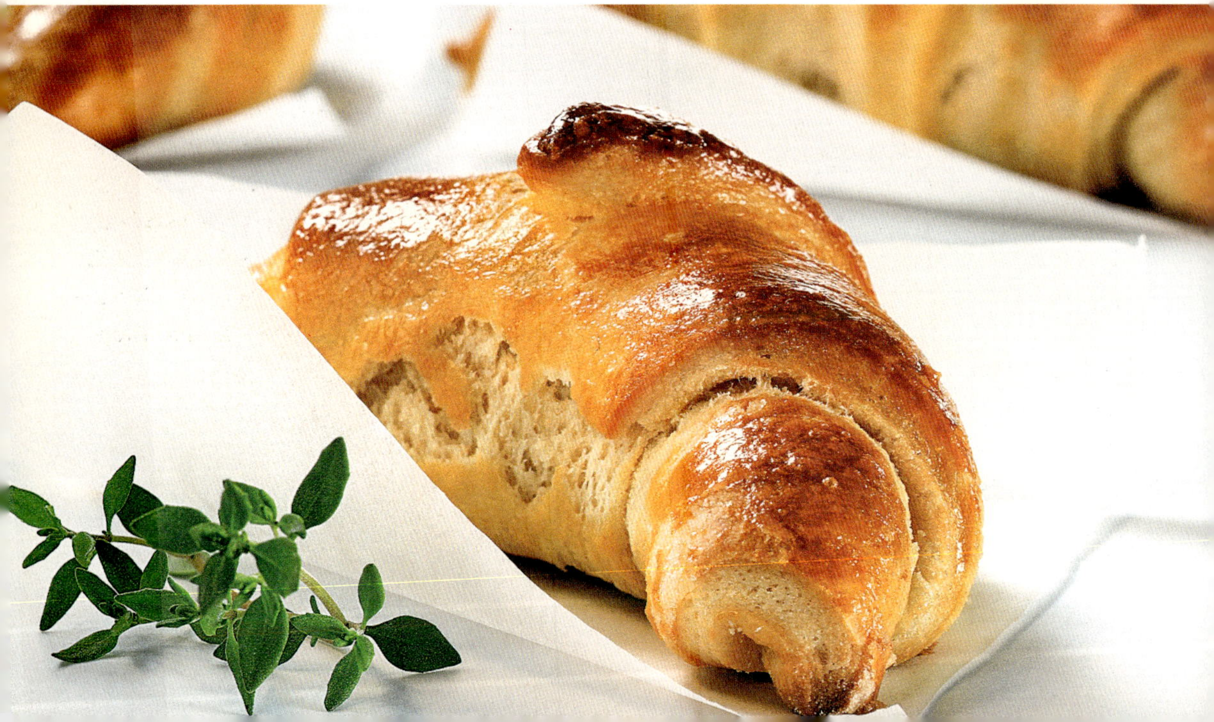

Süße Fruchtprodukte

- Fruchtnektare
- Sirup und süße Fruchtsaftgetränke
- Fruchtdicksäfte
- Gezuckerte Obstkonserven
- Alle Sorten Konfitüre

Nährmittel & Kartoffelprodukte

- Helles Weizenmehl (Type 405, 550 und 1050)
- Helles Roggenmehl (mit niedriger Typennummer)
- Brötchen, Baguette und Fladenbrote aus hellem Mehl
- Helle Mischbrote, auch wenn mit Körnern bestreut
- Speisestärke aus Mais oder Kartoffeln
- Sago
- Alle weißen Grießsorten
- Weißreis

- Nudeln, alle Sorten
- Fertige Cremesuppen
- Fertigtomatensuppen und -saucen
- Saucenbinder und Instantsaucen
- Müsli- und Cerealienmischungen
- Fertigdesserts
- Puddingpulver

Fisch

- Fischkonserven mit Saucen
- Fischfilet, paniert und frittiert

Saucen & Würzen

- Stärkehaltige Saucen, als Pulver- oder Paste
- Ketchup, mit Zucker und/oder Stärke
- Fertigsaucen, mit Zucker und/oder Stärke
- Sojasaucen und Hefeextrakte

Fette

- Brat- und Backfette, mit hohem Anteil an gesättigten
  Fettsäuren, wie z. B. Kokosplattenfette

Getränke

- Bier und Wein, alle Sorten
- Likör, Schnaps und Aperitifgetränke
- Limonaden und Colagetränke mit Zucker
- Süße Milchmischgetränke
- Süße Eisteegetränke
- Isotone Getränke und Energiedrinks

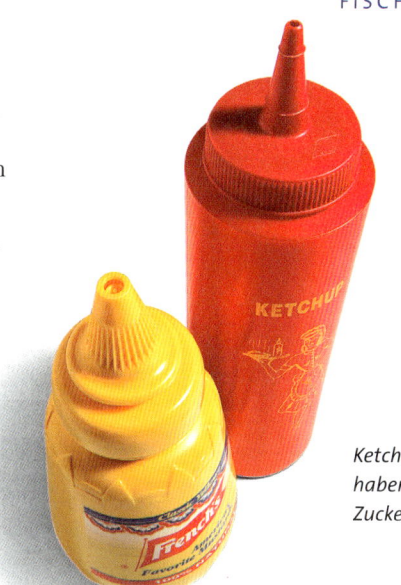

Ketchup und andere Fertigsaucen haben mitunter einen beachtlichen Zuckergehalt.

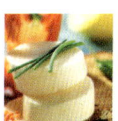

Info

Bei frischem Meeresfisch sollte man sich großzügig bedienen. Die Kombination von Jod und hochwertigen Omega-3-Fettsäuren ist für alle unentbehrlich, die neue Kräfte schöpfen möchten.

Besser essen gegen Pilze

Wer körperlich fit genug sein möchte, um krank machende Pilze schnell zu vertreiben, sollte vor allem vernünftig essen. Diese Binsenweisheit darf man ruhig ernst nehmen. Der Mangel an Nährstoffen ist schon ein Stressor für sich. Fehlen wichtige Vitamine und Mineralstoffe, kann der Körper Eindringlinge wie etwa krank machende Pilze nur noch mit Mühe abwehren.

Eine klare Gemüsesuppe mit verschiedenen Gemüsesorten und Kichererbsen liefert wertvolle Vitamine und Mineralstoffe und sättigt auch.

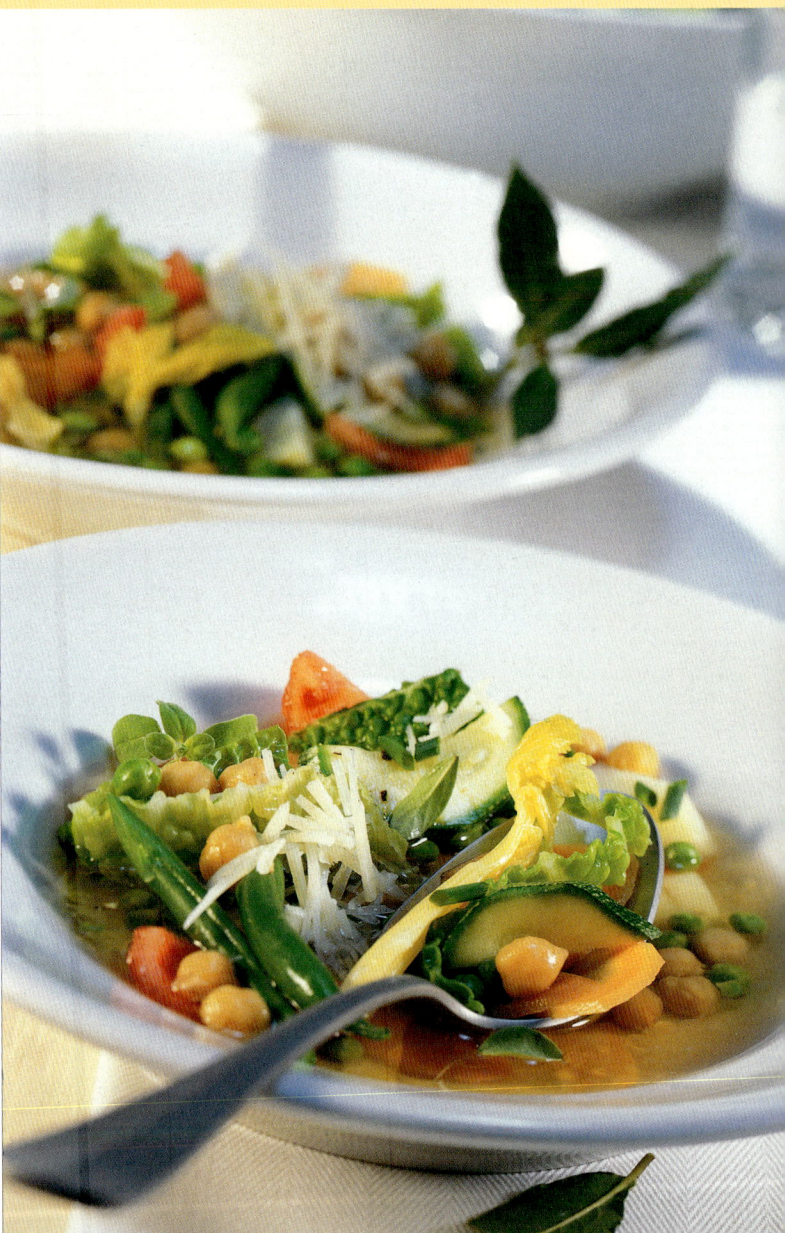

Unbeschwert genießen

Psychologen sagen, jeder Mensch habe ein Grundbedürfnis nach Erlebnissen. Bei einem mehrgängigen Essen erleben wir etwas. Wenn alles gut läuft, ist der Tisch schön gedeckt, alle schwelgen, reden dabei und freuen sich auf den nächsten Gang. Wer dagegen hungrig in ein Schnellrestaurant hastet, den gut gefüllten Teller leert, so fix es geht, und schon wieder auf dem Sprung ist, klagt häufig über Gesundheitsprobleme. Macht also Hektik krank und Lustgewinn gesund? Vielleicht, denn für die Abwehrkräfte des Körpers spielt die Seele eine zentrale Rolle. Gute Laune aktiviert die Produktion von Immunstoffen, eine niedergedrückte Stimmung schränkt die Kampfeslust der Abwehrzellen ein.

Wegen der Pilze verzichten?

Was tun, wenn die gesunde Ernährung im Alltag mit den schönsten Vergnügungen kollidiert? Schließlich ist es ein Grund zum Strahlen, wenn einem eine Einladung zu einem Festessen ins Haus flattert oder jemand einen ins beste Restaurant der Stadt einlädt. Soll man absagen, weil die Speisekarte leider gar nicht in den Ernährungsplan bei einer Pilzerkrankung passt? Nein, sicher nicht. Feste muss man feiern, wie sie fallen. Mit kleinen Tricks lassen sich auch die Essgelüste im Zaum halten. Wer sich gegen einen Kalorienrausch mit reichlich Zucker und Alkohol wappnen möchte, macht sich besser weder hungrig noch durstig auf den Weg. Ein Trick, der immer wirkt: Eine halbe Stunde vorher eine dicke Scheibe Vollkornbrot mit Käse und einen Teller Salat essen, dazu ein großes Glas Wasser trinken. Dann ist der Magen beruhigt, der Durst gestillt, und all die süßen oder alkoholischen Köstlichkeiten, die im Lauf des Abends aufgefahren werden, kommen einem nicht mehr ganz so unwiderstehlich vor.

Info

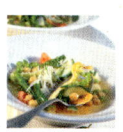

Um alkoholische Getränke sollte man bei einer Erkrankung durch Darmpilze für eine Weile einen großen Bogen machen. Auch wenn fast jeder meint, ein Gläschen Wein, Bier oder Schnaps gehöre zur entspannten Geselligkeit einfach dazu, raten Experten entschieden ab. Denn Alkohol kann Schwächezustände noch verstärken, und wenn die Abwehrkräfte in einem Tief stecken, steigert Alkohol das Risiko einer Erkrankung.

Getreide – Feines aus Vollkorn

Getreide kann weit mehr, als uns das tägliche Brot zu liefern. Ob Grünkern, Hafer oder Dinkel: Die würzigen Körner und vielseitigen Getreideflocken bieten wichtige Nährstoffe, sättigen nachhaltig und verbessern die Ballaststoffbilanz.

Ballaststoffe stabilisieren den Blutzuckerspiegel, denn sie sorgen dafür, dass Kohlenhydrate nur ganz allmählich aufgenommen werden. Ganz nebenher regulieren sie den Appetit und machen auf Dauer schlank.

Den Englischen Haferbrei finden Sie auf S. 50.

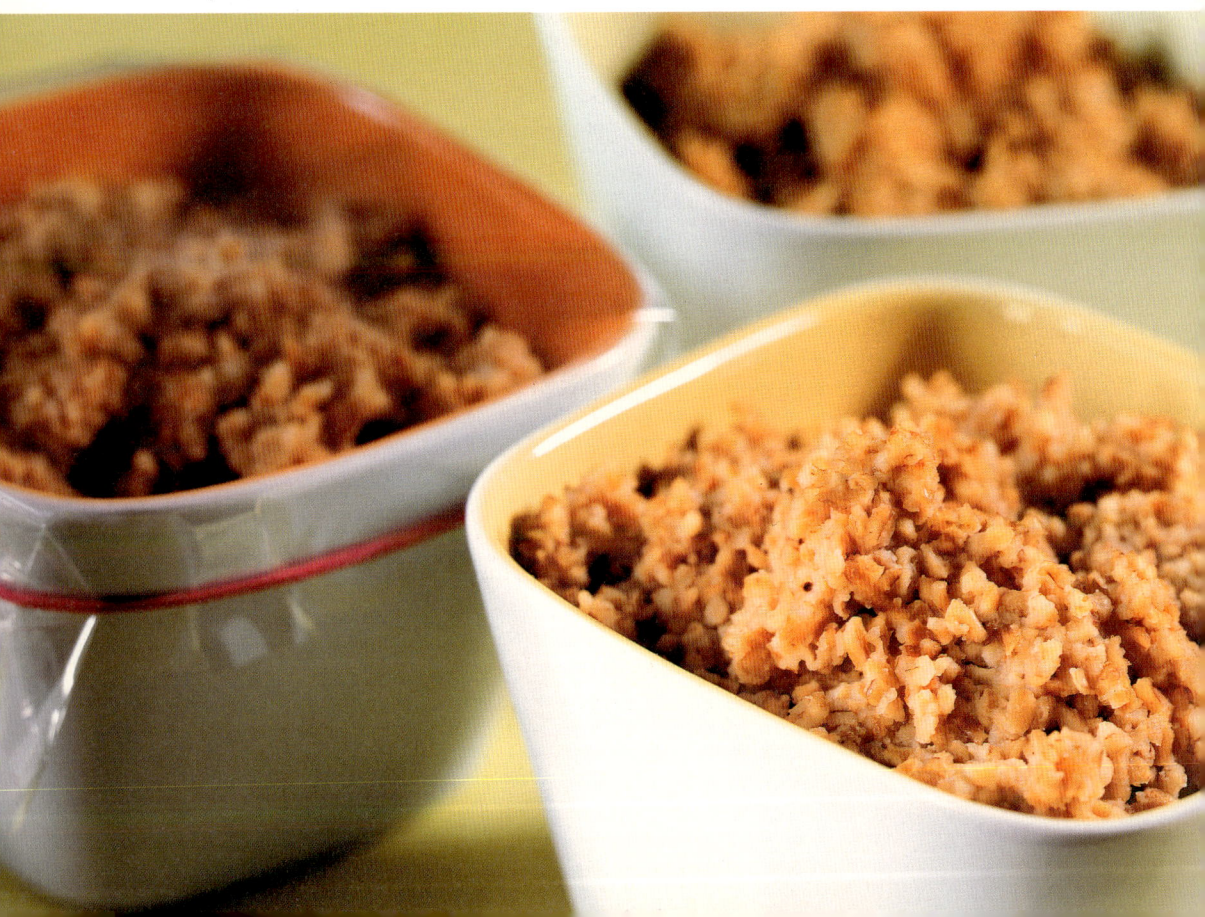

Fungi-Müsli

1 Cashew-, Mandel-, Sonnenblumen- und Kürbiskerne grob hacken und in eine große Schüssel geben. Alle übrigen Zutaten dazugeben und gut durchmischen.

2 Das Müsli in gut schließende Dosen oder verschließbare Gefrierbeutel füllen und kühl und dunkel aufbewahren.

3 Zum Essen das Müsli – je nach Geschmack – mit Milch, probiotischem Joghurt, Dickmilch, Buttermilch oder Molke gut anfeuchten und vor dem Verzehr einige Minuten stehen lassen.

Zubereitungszeit: 10 Minuten

Tipps Ein Müsli wie dieses ist ideal, um die Abwehrkräfte des Darms zu stärken, denn es liefert erheblich mehr prebiotische Ballaststoffe als marktübliche Müslis. Dabei sättigt es gut, weil der Blutzucker lange stabil bleibt.
■ Fungi-Müsli können Sie unter diesem Namen auch fertig im Reformhaus kaufen.
■ Wenn Sie eine der Zutaten nicht mögen oder vertragen, ersetzen Sie sie einfach durch die gleiche Menge einer der anderen oder lassen sie ganz weg.
■ Um dem Müsli eine fruchtige Note zu geben, können Sie vor dem Essen eine Prise Ascorbinsäure (Vitamin C aus Apotheke oder Drogeriemarkt) untermischen.

Für 25 bis 30 Portionen
75 g Cashewkerne
75 g ungeschälte Mandelkerne
50 g Sonnenblumenkerne
75 g Kürbiskerne
150 g geröstete Sojakerne
150 g Weizenkleie
200 g Haferkleieflocken
150 g Leinsaat
100 g Milchzucker
250 g kernige Haferflocken
100 g Roggenflocken
150 g Gerstenflocken
200 g Weizenflocken

Pro Portion: 847 kJ/202 kcal, 9 g Eiweiß, 8 g Fett, 23 g Kohlenhydrate, 10 g Ballaststoffe

Warmes Müsli

1 In einem Topf 150 Milliliter Wasser erhitzen. Das Müsli einstreuen, aufkochen und beiseite stellen. Süßen und einige Minuten quellen lassen.

2 Die Milch erhitzen. Zum Anrichten das Müsli in zwei tiefe Teller geben und die heiße Milch darüber gießen.

Zubereitungszeit: 10 Minuten

Für 2 Portionen
3 EL Fungi-Müsli (oder eine andere Müslimischung ohne Zucker, Honig und Früchte)
150 ml Milch
Flüssigsüßstoff nach Belieben

Pro Portion: 1048 kJ/250 kcal, 11 g Eiweiß, 10 g Fett, 26 g Kohlenhydrate, 10 g Ballaststoffe

Für 2 Portionen

4 gehäufte EL Hafergrütze
oder -flocken
1/2 TL Inulin oder 1 TL Milchzucker
1 Prise Salz
100 ml Milch
flüssiger Süßstoff

*Pro Portion: 650 kJ/155 kcal,
5 g Eiweiß, 4 g Fett, 24 g Kohlenhydrate, 2 g Ballaststoffe*

Englischer Haferbrei (Porridge)

1 Die Hafergrütze in einem Topf mit Inulin oder Milchzucker und Salz vermengen. 320 Milliliter Wasser angießen, umrühren und zum Kochen bringen.

2 Den Haferbrei nach 1 Minute vom Herd nehmen und zugedeckt 5 Minuten quellen lassen. Die Milch mit Süßstoff abschmecken. Den Haferbrei auf zwei tiefe Teller geben und die Milch darüber gießen.

Zubereitungszeit: 10 Minuten

Info Einige Menschen, die unter Heuschnupfen leiden, vertragen rohe Müslis nicht gut. Es lohnt, die gegarten Varianten auszuprobieren, weil durch das Kochen die Allergene entschärft werden. Gekochtes Müsli (siehe S. 49) und Haferbrei sind auch magenschmeichelnde Alternativen für alle, die nicht so gern rohe Körner und Flocken essen.

Für 2 Portionen

75 g Buchweizen (ganze Körner)
10 g Butter oder Margarine
375 ml heiße Fleisch- oder Gemüsebrühe (Instant)
Salz
Pfeffer aus der Mühle

*Pro Portion: 834 kJ/198 kcal,
4 g Eiweiß, 8 g Fett, 28 g Kohlenhydrate, 2 g Ballaststoffe*

Gekochter Buchweizen

1 Den Buchweizen im Fett anrösten. Die Brühe unterrühren. Einmal aufkochen und den Deckel auflegen. Die Hitze reduzieren und das Getreide bei kleiner Hitze 15 Minuten garen.

2 Den Herd ausschalten und den Buchweizen im geschlossenen Topf noch 15 Minuten ausquellen lassen. Mit Salz und Pfeffer nach Belieben abschmecken und servieren.

Zubereitungszeit: 20 Minuten + 15 Minuten quellen

Besonders gut Mit gebräunten Zwiebeln servieren oder mit Käse überbacken.

Tipp Grünkern vertragen auch Menschen mit empfindlichem Magen meistens gut, da er nach der Ernte geröstet wird. Das macht ihn leichter verdaulich als andere Getreidekörner und gibt ihm den typischen, angenehm würzigen Geschmack.

Gefüllte Grünkernfrikadellen

Für 4 Stück
125 g Grünkernschrot
200 ml Gemüsebrühe
1 Knoblauchzehe
1 Ei
1 EL Soja- oder Vollkornmehl
50 g Schmelzkäse
1 Bund Dill
50 g Schafskäse
2 EL Haferkleieflocken
3 EL Olivenöl

1 Das Grünkernschrot in der kalten Brühe aufsetzen und langsam zum Kochen bringen. Unter ständigem Rühren bei kleiner Hitze zu einem dicken Brei kochen und anschließend abkühlen lassen.

2 Den Knoblauch abziehen und durchpressen. Mit Ei, Mehl und Schmelzkäse unter den Grünkernbrei rühren. Den Dill waschen, trockentupfen, fein hacken und unterkneten.

3 Mit angefeuchteten Händen 4 Frikadellen aus dem Teig formen und dabei jeweils in die Mitte ein Stückchen Schafskäse einarbeiten. Die Frikadellen in den Kleieflocken wälzen.

4 Das Öl erhitzen und die Frikadellen darin bei mittlerer Hitze etwa 15 Minuten von beiden Seiten knusprig braten.

Das schmeckt dazu Tomatensalat.

Pro Portion: 1288 kJ/307 kcal, 12 g Eiweiß, 18 g Fett, 24 g Kohlenhydrate, 7 g Ballaststoffe

Zubereitungszeit: 40 Minuten

Info Neu entdeckt: Buchweizen (siehe Rezept links) Ernährungsexperten wissen schon lange, dass Buchweizen reich an Ballaststoffen, B-Vitaminen sowie den Spurenelementen Chrom, Zink und Fluor ist. Doch nun lassen neue Eigenschaften aufhorchen. Kanadische und chinesische Experten fanden auf unterschiedlichen Wegen heraus, dass die bescheidenen Körner bei regelmäßigem Verzehr den Blutzuckerspiegel sinken lassen. Sie führen den Effekt auf den hohen Gehalt des Buchweizens an einem Stoff namens Chiro-Inositol zurück. Schwimmt weniger Zucker im Blut, sinkt auch das Risiko einer Pilzinfektion. Einen stabileren Blutzuckerspiegel können übrigens auch Leute nutzen, die, ohne zu hungern, nachhaltig abnehmen möchten. Am einfachsten gelingt es, mehr Buchweizen auf dem Speisezettel unterzubringen, wenn man die Körner gegart im Kühlschrank aufbewahrt und bei allen Gerichten, wo es sich anbietet, ein, zwei Löffel untermischt.

Für 10 Portionen
500 g Dinkel (ganze Körner)
Jodsalz
evtl. 1/2 TL Kurkuma (Gelbwurz)

*Pro Portion: 684 kJ/163 kcal,
5 g Eiweiß, 1 g Fett, 32 g Kohlenhydrate,
4 g Ballaststoffe*

Eingemachter Dinkel

1 Die Körner in einen großen Kochtopf geben. Mit 1,7 Liter Wasser übergießen und über Nacht zum Quellen stehen lassen. Am nächsten Tag Salz und evtl. Kurkuma zufügen.

2 Saubere Gläser mit Twist-off-Deckeln (z. B. Konfitüre-, Gurken- oder Joghurtgläser) bereitstellen. Die Körner zum Kochen bringen. 40 Minuten bei kleiner Hitze garen.

3 Die Gläser mit kochend heißem Wasser ausspülen. Die Deckel in heißes Wasser legen. Die Körner mit Hilfe eines Einmachtrichters so in die Gläser füllen, dass sie mit Kochflüssigkeit bedeckt sind. Sofort den passenden Deckel fest aufschrauben und die Gläser zum Abkühlen beiseite stellen.

4 Die erkalteten Gläser überprüfen, ob sich ein Vakuum eingestellt hat. Man erkennt das daran, dass der Deckel fest schließt. Die Gläser im Kühlschrank aufbewahren. Dort halten sie sich etwa 2 Wochen frisch. Zum Verbrauch den Dinkel einfach kurz erhitzen.

Das schmeckt dazu Gemüsegerichte und Salate.

Zubereitungszeit: 50 Minuten + über Nacht quellen

Tipp Die eingemachten leuchtend gelben Körner sind dekorativ und praktisch, sie halten sich im Kühlschrank mindestens zwei Wochen. Eine Hand voll davon ergänzt Suppen, Salate und Gemüsegerichte. Übrigens: Nach diesem Rezept können Sie auch andere Getreidekörner auf Vorrat zubereiten und sparen damit Zeit.

Info Dinkel ist der Urahn des Weizens und war jahrhundertelang neben Gerste das wichtigste Getreide. Neuerdings kommt er wieder zu Ehren, weil er auch ohne Pflanzenschutzmittel hervorragend gedeiht. Für Grünkern wird Dinkel unreif (»grün«) geerntet.

Eierkuchen

1 Milch, flüssige Margarine, Eier, Mehl und Salz mit den Quirlen des Handrührers zu einem glatten Pfannkuchenteig verrühren. 1 Stunde zum Quellen beiseite stellen.

2 Das Öl in einer beschichteten Pfanne erhitzen. Etwas Teig in die Pfanne geben und so schwenken, dass er dünn auseinander läuft. Der Pfannenboden soll vollständig bedeckt sein.

3 Sobald die untere Seite goldbraun ist, den Pfannkuchen mit einem Bratenwender umdrehen und fertig braten. Die Pfannkuchen nach dem Braten übereinander legen, damit sie nicht austrocknen. Evtl. im Backofen zugedeckt bei 75 °C warm halten.

Das schmeckt dazu Gefüllt mit Fenchelgemüse (siehe S. 67) oder Pilzen in Zitronenöl (siehe S. 71). Wer es süß mag, kann den Teig mit flüssigem Süßstoff süßen und die Eierkuchen mit der Schoko-Nuss-Creme (siehe S. 55) oder mit Schokoladenquark (siehe unten stehenden Tipp) füllen.

Zubereitungszeit: 20 Minuten + 60 Minuten quellen

Tipp So bereitet man einen Schokoladenquark zu: 2 Esslöffel Sojamehl mit 1 Esslöffel Milchzucker und 1 Teelöffel Kakaopulver mischen. 250 Gramm Magerquark mit 3 bis 4 Esslöffel Milch zugeben und die Masse mit einem Schneebesen glatt rühren. Den Schokoladenquark zuletzt nach Belieben mit flüssigem Süßstoff abschmecken.

Für 2 Portionen
200 ml Milch
40 g flüssige Margarine
3 Eier
80 g Vollkornweizenmehl
Salz
Öl zum Braten

Pro Portion: 2267 kJ/541 kcal, 20 g Eiweiß, 39 g Fett, 29 g Kohlenhydrate, 4 g Ballaststoffe

Rohe Eier können durch ihre poröse Schale leicht Gerüche aus der Umgebung annehmen. Deshalb sollten sie am besten in einem Spezialfach im Kühlschrank aufbewahrt werden, entfernt von riechenden Lebensmitteln.

Für 12 Scheiben
500 g kernige Haferflocken
1 TL Salz
1 gestrichener TL Backpulver
2 EL Keimöl
etwa 50 g feine Haferflocken

Pro Scheibe: 785 kJ/185 kcal,
6 g Eiweiß, 5 g Fett, 29 g Kohlen-
hydrate, 3 g Ballaststoffe

Ein Aufstrich aus geröstetem
Sesam, Quark, etwas Orangensaft,
geraspelten Möhren, Petersilie, mit
Salz und Pfeffer abgeschmeckt,
schmeckt gut zu Knäckebrot.

Haferknäckebrot

1 Backofen auf 175 °C vorheizen. Haferflocken im Blitzhacker oder Mixer fein hacken. Salz, Backpulver und Öl zufügen. Die Zutaten mit den Knethaken des Handrührers vermischen.

2 Nach und nach unter Rühren etwa 200 Milliliter kochend heißes Wasser zufügen. Den Teig – er soll formbar, aber noch etwas klebrig sein – auf den feinen Haferflocken 1/2 Zentimeter dick ausrollen.

3 Die Teigplatte in schmale Rechtecke schneiden und auf ein mit Backpapier ausgelegtes Backblech legen. Das Knäckebrot bei 175 °C (Umluft 155° C, Gas Stufe 2) etwa 40 Minuten backen. Danach im geöffneten Ofen noch etwas ruhen lassen.

Das passt dazu Möhren-Sesam-Aufstrich mit Quark.

Zubereitungszeit: 20 Minuten + 40 Minuten backen

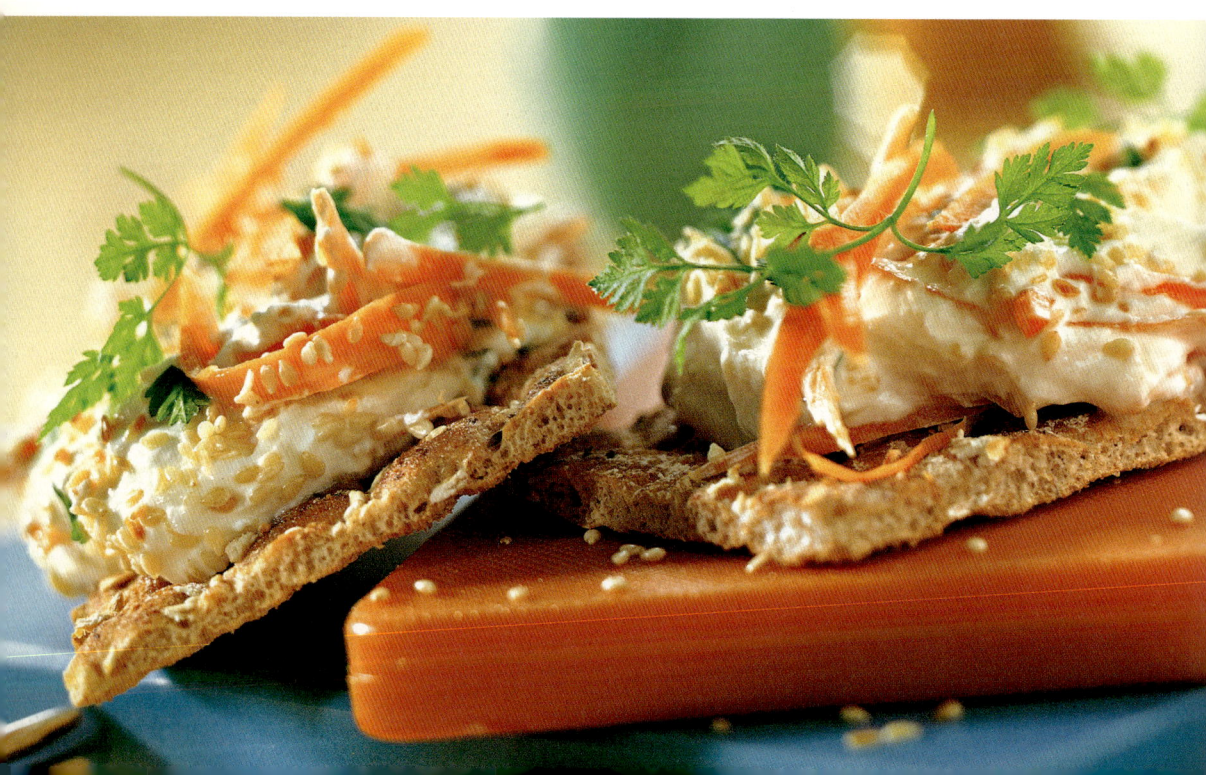

Weizenbrot ohne Hefe

1 Den Backofen auf 200 °C vorheizen.

2 Beide Mehlsorten, Weizenflocken, Backpulver, Salz und Vitamin-C-Pulver mischen.

3 So viel von der Milch zugeben, bis ein geschmeidiger Teig entstanden ist. Das geht am besten so: Die Milch in die Mitte geben und mit einer Gabel verrühren. Der Teig sollte so feucht sein, dass er leicht zusammenhält und eine gleichmäßige Konsistenz bekommt (er darf nicht wie ein Hefeteig geknetet werden).

4 Einen flachen, runden Laib formen, auf ein gefettetes Backblech setzen, mit einem scharfen Messer kreuzförmig einschneiden und bei 200 °C (Umluft 180 °C, Gas Stufe 3–4) 45 bis 50 Minuten backen.

Zubereitungszeit: 20 Minuten + 45 Minuten backen

Für 1 Brot (etwa 16 Scheiben)
200 g Grahammehl
225 g feines Weizenvollkornmehl
75 g Weizenflocken
1 1/2 TL Backpulver
1 TL Salz
1 Löffelspitze Vitamin C-Pulver (aus Drogerie, Reformhaus oder Apotheke)
etwa 1/2 Liter Milch
Fett für das Blech

Pro Scheibe: 502 kJ/120 kcal,
5 g Eiweiß, 2 g Fett, 21 g Kohlenhydrate,
3 g Ballaststoffe

Schoko-Nuss-Creme

1 Nussmus, Margarine, Kakaopulver, Sojamehl und Milchzucker in eine Rührschüssel geben und mit den Quirlen des Handrührers schlagen, bis eine gleichmäßige Creme entstanden ist. Mit einer Prise Salz, einer Prise Vanille und mit Süßstoff abschmecken.

2 Die Nusscreme in Schraubgläser oder in Kunststoffdosen füllen. Dabei leicht auf die Arbeitsfläche stoßen, damit die Luftblasen entweichen können. Gut verschließen.

Das passt dazu Die Schoko-Nuss-Creme schmeckt gut als Brotaufstrich oder als Füllung in Eierkuchen (siehe S. 53).

Zubereitungszeit: 15 Minuten

Tipp Gekühlt hält sich die Schoko-Nuss-Creme ca. 2 Wochen.

Für 12 Portionen
200 g ungesüßtes Nussmus
(aus dem Reformhaus)
175 g Margarine
2 EL Kakaopulver
2 EL Sojamehl (aus dem Reformhaus)
2 EL Milchzucker
1 Prise Salz
1 Prise gemahlene Vanille oder
 Vanilleextrakt
flüssiger Süßstoff

Pro Portion: 1000 kJ/239 kcal,
4 g Eiweiß, 23 g Fett, 5 g Kohlen-
hydrate, 2 g Ballaststoffe

Für 8 Stück

30 g Margarine
1 Knoblauchzehe
250 g feines Vollkornmehl
1 Ei
1 gestrichener TL Salz
1 EL Schlagsahne
100 ml Milch
Vollkornmehl zum Ausrollen
Fett für das Blech

*Pro Stück: 673 kJ/160 kcal,
5 g Eiweiß, 6 g Fett, 21 g Kohlenhydrate, 3 g Ballaststoffe*

Knoblauchfladen

1 Die Margarine zerlassen. Knoblauch abziehen und durchpressen. Mehl, Ei, Salz, Sahne, Milch und Knoblauch in eine Schüssel geben. Die flüssige Margarine dazugießen. Alles mit den Knethaken des Handrührers mindestens 15 Minuten kneten, bis ein geschmeidiger Teig entstanden ist. In Folie verpackt 2 Stunden bei Zimmertemperatur ruhen lassen.

2 Den Backofen auf 200° C vorheizen. Den Teig nochmals durchkneten, zu einer Rolle formen, in 8 Portionen teilen und auf einer bemehlten Arbeitsfläche jeweils zu Kreisen von etwa 20 Zentimeter Durchmesser ausrollen.

3 Ein Backblech einfetten. Die Fladen darauf legen und dünn mit Wasser bestreichen. Die Fladen portionsweise im vorgeheizten Backofen bei 200 °C (Umluft 180 °C, Gas Stufe 3–4) etwa 12 bis 15 Minuten backen, bis der Teig Blasen wirft und eine goldbraune Farbe hat.

Das schmeckt dazu Klare Suppen und deftige Eintöpfe.

Zubereitungszeit: 30 Minuten + 2 Stunden ruhen + 15 Minuten backen pro Fladen

Tipp Auch im Kühlschrank geht der Hefeteig für die Fladenbrote locker auf, allerdings nur sehr langsam. Das können Sie nutzen: Wenn Sie den Teig am Morgen kalt anrühren und in den Kühlschrank stellen, ist er abends backfertig.

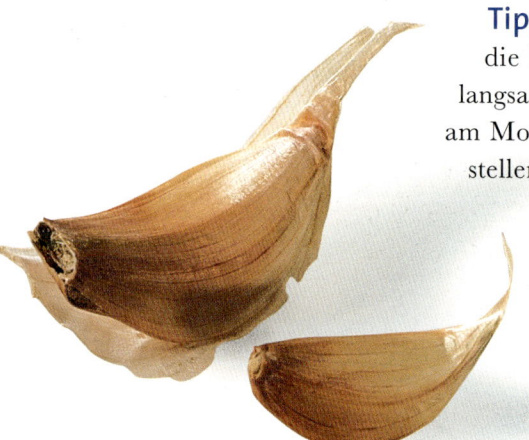

Knoblauch sollte nicht zu scharf angebraten werden, sonst bekommt er einen beißend scharfen Geschmack oder wird bitter. Beim Backen allerdings kann das nicht passieren.

Thymianbrötchen

1 Beide Mehlsorten, Flocken, Backpulver, Vitamin-C-Pulver und Salz miteinander mischen. Die Thymianblättchen von den Stielen streifen und zur Mehlmischung geben. Den Backofen auf 200 °C vorheizen. Ein Backblech einfetten.

2 So viel Wasser zum Mehl geben, bis ein geschmeidiger Teig entstanden ist. Das geht am besten so: Wasser in die Mitte geben und mit einer Gabel verrühren. Der Teig sollte so feucht sein, dass er zusammenhält und eine gleichmäßige Konsistenz bekommt (er darf nicht wie ein Hefeteig geknetet werden).

3 Den Teig in 12 Portionen teilen und zu runden Brötchen formen. Die Brötchen auf das gefettete Backblech setzen, mit einem scharfen Messer kreuzweise einschneiden und im vorgeheizten Backofen (Umluft 180 °C, Gas Stufe 2–3) etwa 20 Minuten goldbraun backen.

Zubereitungszeit: 20 Minuten

+ 20 Minuten backen

Für 12 Stück
250 g Grahammehl
200 g feines Weizenvollkornmehl
50 g Haferflocken
1 1/2 TL Backpulver
1 Löffelspitze Vitamin-C-Pulver (aus Drogerie oder Apotheke)
1 TL Salz
1/2 Bund frischer Thymian
Fett für das Backblech

Pro Stück: 575 kJ/137 kcal, 5 g Eiweiß, 1 g Fett, 26 g Kohlenhydrate, 4 g Ballaststoffe

Frischen Thymian gibt es in unterschiedlichen Sorten, z. B. Zitronenthymian mit zartem Zitrusaroma und Bergthymian, der einen Hauch von Minze mitbringt.

Hülsenfrüchte – harte Schalen, guter Kern

Kichererbsen sind wunderbar wandelbar, nehmen Düfte und Aromen auf und schaffen einen milden Kontrast zu Scharfem und Würzigem. Wer sie nicht stundenlang kochen möchte, kann ungeniert eine Dose kaufen. Der Inhalt ist kein bisschen schlechter als selbst gekocht. Nur dreimal so teuer.

Ob Bohnen, Erbsen, Linsen oder Kichererbsen: Hülsenfrüchte sind mit bis zu 20 Prozent Ballaststoffen und zehn Prozent Eiweiß die reinsten Kraftpakete. Das macht sie ideal für eine Ernährungsweise, die die Abwehrkräfte des Darms stärkt.

Nur wenn genügend Unverdauliches in Form von Ballaststoffen in den Darm gelangt, wachsen hinreichend viele nützliche Bakterien heran und halten unliebsame Pilze davon ab, sich festzusetzen.

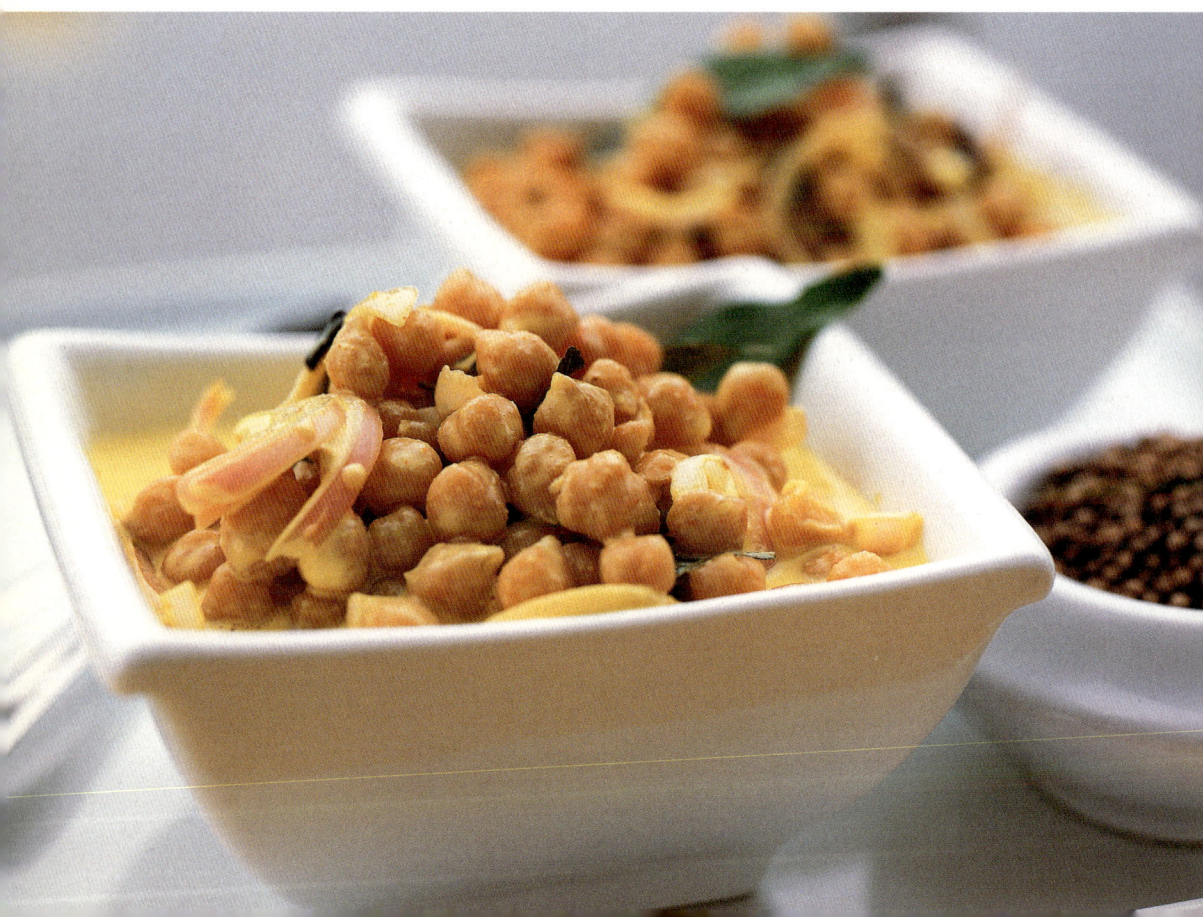

Schnelles Bohnenchili

1 Die Bohnen auf einem Sieb abspülen und abtropfen lassen. Zwiebeln und Knoblauch abziehen und würfeln. Chilischoten halbieren, entkernen, waschen und in feine Streifen schneiden.

2 Suppengrün putzen, waschen und fein würfeln. Das Öl in einem großen Topf erhitzen und die Zwiebeln darin braun anbraten. Salzen. Knoblauch zugeben und bei kleiner Hitze glasig dünsten.

3 Die Bohnen zufügen. Mit Salz, Paprika, einer kräftigen Prise Piment und Muskat würzen. Suppengrün und Chilischoten untermischen. Die Fleischbrühe zugießen und einen Deckel auflegen. Chili bei kleiner Hitze 15 Minuten schmoren lassen und servieren.

Das schmeckt dazu Pellkartoffeln oder Vollkornbrot.

Zubereitungszeit: 20 Minuten + 15 Minuten schmoren

Tipp Bohnen liefern wie alle Hülsenfrüchte extra viele Ballaststoffe und werden langsam und gleichmäßig verdaut. Das bringt den Vorteil, dass der Blutzuckerspiegel konstant bleibt.

Für 2 Portionen
1 kleine Dose rote Bohnen
(250 g Abtropfgewicht)
150 g Zwiebeln
1–2 Knoblauchzehen
1–2 Chilischoten
1/2 Bund Suppengrün
1 1/2 EL Rapsöl
Salz
1/2 EL Paprika, edelsüß
gemahlener Piment
gemahlene Muskatnuss
150 ml Fleischbrühe (Instant)

Pro Portion: 896 kJ/215 kcal, 10 g Eiweiß, 10 g Fett, 21 g Kohlenhydrate, 11 g Ballaststoffe

Porree, Möhren, Sellerie, evtl. Zwiebeln und Petersilie kann man bereits fertig zusammengebunden als Suppengrün kaufen.

Für 2–3 Portionen

250 g Zwiebeln
2 Knoblauchzehen
30 g Butterschmalz
2–3 TL Currypulver (Madras)
400 g gekochte Kichererbsen
(evtl. aus der Dose)
150 ml Fleisch- oder Gemüsebrühe
(Instant)
Salz
1 Becher probiotischer Naturjoghurt
(150 g)

*Pro Portion bei 3: 1170 kJ/280 kcal,
10 g Eiweiß, 15 g Fett, 25 g Kohlenhydrate, 6 g Ballaststoffe*

Kichererbsencurry mit Joghurt

1 Zwiebeln abziehen und in Streifen schneiden. Knoblauch abziehen und grob hacken. Beides im Butterschmalz bei mittlerer Hitze glasig schmoren.

2 Currypulver unterrühren und kurz ziehen lassen. Kichererbsen und Brühe zugeben. Im geschlossenen Topf 20 Minuten bei kleinster Hitze schmoren. Mit Salz würzen. Jede Portion mit einem Klacks Joghurt servieren.

Das schmeckt dazu Gebratenes Geflügel oder gekochtes Getreide.

Zubereitungszeit: 10 Minuten + 20 Minuten schmoren

Tipp Getrocknete, über Nacht eingeweichte Kichererbsen benötigen eine Garzeit von etwa einer Stunde, im Schnellkochtopf sind sie bereits in 20 bis 25 Minuten fertig. Wenn es ganz schnell gehen muss, kann man auf die gegarten Hülsenfrüchte aus der Dose zurückgreifen.

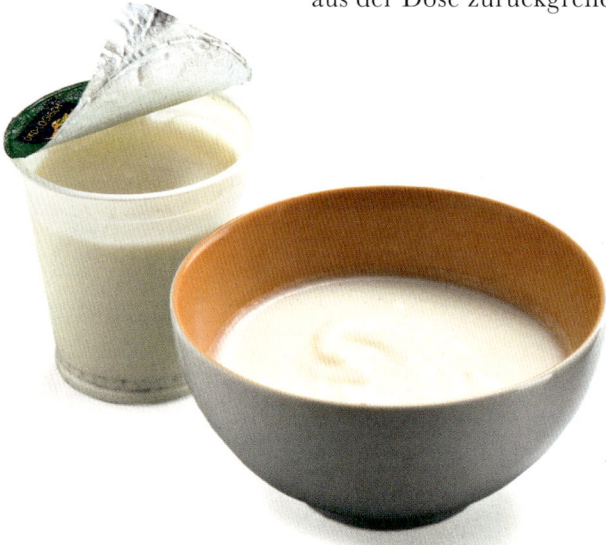

*Mittlerweile bieten die
meisten Molkereien
Milchprodukte mit leben-
den Kulturen, so genannte
probiotische Produkte, an.
Achten Sie aufs Etikett.*

Scharfe Kichererbsen mit Kartoffeln

Für 2–3 Portionen

400 g Kartoffeln (fest kochende Sorte)
1 Zwiebel
1–2 Knoblauchzehen
1 Stück frische Ingwerwurzel
(etwa 4 cm)
2 EL Rapsöl
250 g gekochte Kichererbsen
1 TL gemahlener Koriander
1/2 TL Kurkuma (Gelbwurz)
1 TL Garam Masala (indische
Gewürzmischung)
Cayennepfeffer
1/2 kleine Zitrone
200 ml Fleisch- oder Gemüsebrühe
(Instant)
Salz

*Pro Portion bei 3: 1133 kJ/270 kcal,
7 g Eiweiß, 13 g Fett, 31 g Kohlenhydrate, 6 g Ballaststoffe*

1 Die Kartoffeln schälen, waschen und in dicke Scheiben schneiden. Die Zwiebel und Knoblauchzehen abziehen und grob zerkleinern. Die Ingwerwurzel schälen und in kleine Stücke schneiden. Zwiebel, Knoblauch und Ingwer im Mixer fein pürieren.

2 Das Öl in einem großen Topf erhitzen und die Paste hinein-geben (Vorsicht, es spritzt!). Einige Minuten unter Rühren braten, dann die gut abgetropften Kichererbsen und die Kar-toffelscheiben zugeben.

3 Koriander, Kurkuma, Garam Masala und eine Prise Ca-yennepfeffer darüber verteilen und die Gewürze unter Rühren kurz andünsten.

4 Die Zitrone auspressen. Zitronensaft und Brühe in den Topf geben. Die scharfen Kichererbsen salzen und im geschlossenen Topf 15 Minuten schmoren.

Das schmeckt dazu Dicke Gurkenscheiben und Tomaten-stücke.

Zubereitungszeit: 20 Minuten + 15 Minuten schmoren

Tipp Scharfe Gewürze sollten Sie ruhig reichlich verwenden. Denn Chili und Co. enthalten den Scharfmacher Capsaicin, der den Speichelfluss anregt. So können sich Pilze im Mund erst gar nicht festsetzen, weil sie nach dem Essen schnell »weg-gespült« werden.

Gemüse & Salat – gesunde Gartengenüsse

Gemüsefans essen automatisch gesünder. Denn egal, welche Sorte man wählt, Blätter, Stauden und Wurzeln geben mit reichlich Vitaminen und Mineralstoffen dem Immunsystem zusätzliche Power. Und eine Fülle unterschiedlicher Ballaststoffe sorgt dafür, dass der Körper Pilze schnell wieder loswird. Als kleine Mahlzeit oder leichte Einstimmung für ein Menü sind knackige Salate immer richtig. Ob man für Rohkost schwärmt oder lieber knapp Gegartes isst, bleibt Geschmackssache.

Den Linsensalat mit Porree und Tomaten finden Sie auf S. 63.

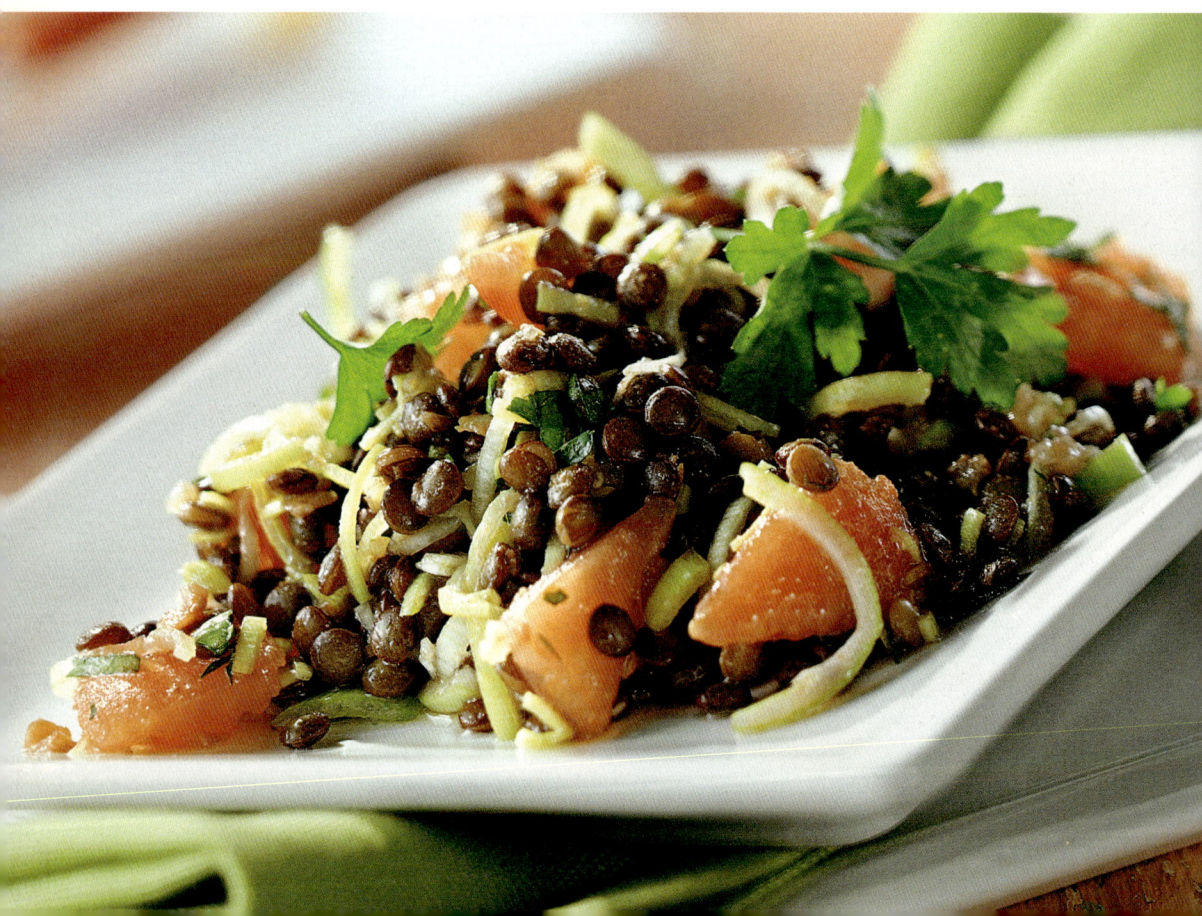

Linsensalat

1 Linsen abtropfen lassen und in eine Schüssel geben. Schalotte abziehen und fein hacken. Unter die Linsen mischen. Knoblauch abziehen und durchpressen. Mit Essig, Brühe, Salz und Pfeffer mischen. Öl tropfenweise unterschlagen.

2 Die Sauce unter das Gemüse mengen. Den Salat einige Minuten durchziehen lassen.

3 Porree waschen, putzen und in dünne Ringe schneiden. Tomate vierteln, entkernen und würfeln (nach Belieben zuvor mit kochendem Wasser übergießen und häuten). Zu den Linsen geben.

4 Den Salat nochmals mit Salz und Pfeffer abschmecken. Walnusskerne hacken, zusammen mit der Petersilie darüber streuen und servieren.

Das schmeckt dazu Vollkornbrot.

Zubereitungszeit: 20 Minuten

Tipp Der Salat wird gehaltvoller, wenn Sie gewürfelten Feta- oder Mozzarellakäse darunter mischen. Wer sich beim Kochen gern etwas mehr Zeit nimmt, kocht die Linsen selbst. Besonders aromatisch und attraktiv: die tiefschwarzen Kaviarlinsen. Einfach in reichlich Salzwasser mit einer halben Knoblauchzehe bissfest garen.

Für 2 Portionen

100 g Linsen aus der Dose
1 Schalotte
1 Knoblauchzehe
1 EL Apfelessig
1/2 EL Gemüsebrühe (Instant)
Salz
Pfeffer aus der Mühle
1 EL Walnussöl
1/2 Stange Porree
1 große Tomate
6 Walnusskerne
2 EL gehackte Petersilie

Pro Portion: 830 kJ/198 kcal, 8 g Eiweiß, 11 g Fett, 16 g Kohlenhydrate, 6 g Ballaststoffe

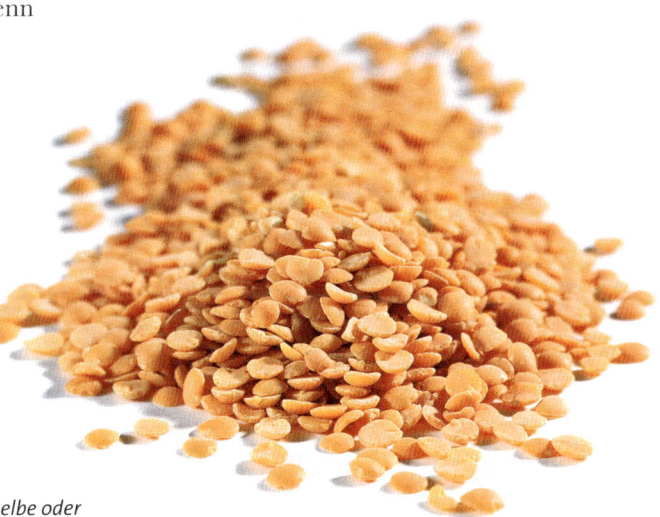

Die Auswahl ist groß: Rote, grüne, gelbe oder Berglinsen – sie alle liefern wertvolle Ballaststoffe.

Möhrenrohkost mit Meerrettichsahne

Für 2 Portionen
500 g Möhren
2–3 EL Apfelessig
Salz
Pfeffer aus der Mühle
flüssiger Süßstoff
2 EL Rapsöl
1 Stück Meerrettichwurzel
3 EL Schlagsahne
1 EL Kürbiskerne

Pro Portion: 1185 kJ/283 kcal, 4 g Eiweiß, 24 g Fett, 12 g Kohlenhydrate, 8 g Ballaststoffe

1 Möhren schälen, waschen und raspeln. Essig mit Salz, Pfeffer und etwas Süßstoff verrühren. Das Rapsöl unterschlagen. Mit den Möhren in einer Schüssel mischen.

2 Meerrettich schälen und fein reiben. Sahne steif schlagen. Mit Meerrettich, Salz und etwas Süßstoff abschmecken.

3 Rohkost auf zwei Tellern anrichten, je einen Klacks Meerrettichsahne und die Kürbiskerne darauf geben und servieren.

Das schmeckt dazu Vollkornbrot.

Zubereitungszeit: 20 Minuten

Tipp Meerrettich enthält reichlich Senföle, die Pilze gar nicht gut vertragen! Achten Sie beim Einkauf darauf, dass die braune Schale unverletzt ist und sich die Wurzel fest anfühlt.

Sauerkraut-Paprika-Salat

Für 2 Portionen
2 rote Paprikaschoten
200 g fassfrisches Sauerkraut
2 Schalotten
2 EL Rapsöl
1 Becher probiotischer Naturjoghurt (150 g)
flüssiger Süßstoff
Salz
Pfeffer aus der Mühle

Pro Portion: 1055 kJ/253 kcal, 7 g Eiweiß, 19 g Fett, 12 g Kohlenhydrate, 11 g Ballaststoffe

1 Paprikaschoten halbieren, weiße Trennwände entfernen, die Schoten entkernen, waschen und würfeln. Sauerkraut mit einer Gabel zerpflücken, mit den Paprikawürfeln vermengen.

2 Die Schalotten abziehen, fein hacken und unter den Salat mischen. Alles mit Öl beträufeln, Joghurt unterheben und 20 Minuten durchziehen lassen. Mit etwas Süßstoff, Salz und Pfeffer abschmecken.

Das schmeckt dazu Vollkornbrot.

Zubereitungszeit: 15 Minuten + 20 Minuten durchziehen

Tipp Rohes Sauerkraut hilft besonders effektiv dabei, Darmpilze zu verscheuchen. Grund sind die darin enthaltenen »guten« Milchsäurebakterien und die Ballaststoffe. Hinzu kommt, dass 100 Gramm Sauerkraut mit rund 25 Milligramm Vitamin C das Immunsystem stärkt.

Bohnensalat mit Zitronensauce

Für 2 Portionen
400 g breite grüne Bohnen
Salz
1/2 unbehandelte Zitrone
Pfeffer aus der Mühle
60 ml kaltgepresstes Olivenöl
1 Messerspitze milder Senf
1 Frühlingszwiebel
1/2 Bund glatte Petersilie

*Pro Portion: 1416 kJ/358 kcal,
5 g Eiweiß, 30 g Fett, 11 g Kohlenhydrate, 6 g Ballaststoffe*

1 Die Bohnen putzen, waschen und in Stücke schneiden. In etwa 1 Liter kochendes Salzwasser geben und 10 Minuten kochen. Sofort in Eiswasser abschrecken, abtropfen lassen und in eine Schüssel geben.

2 Die Zitrone heiß abwaschen und mit dem Sparschäler so dünn schälen, dass kaum weiße Haut an der gelben Schale haftet. Die Schale in sehr feine Streifen (Julienne) schneiden und 3 Minuten in etwa 1/2 Liter kochendem Wasser blanchieren. Abgießen und abschrecken.

3 Von der Zitrone 2 Scheiben abschneiden. Vom Rest den Saft auspressen und mit Salz, Pfeffer, Senf und Olivenöl verrühren. Die Frühlingszwiebel putzen, waschen und in dünne Ringe schneiden.

4 Die Petersilie waschen, trockentupfen und die Blättchen von den Stielen zupfen. Mit Zwiebeln und Bohnen mischen. Mit der Sauce übergießen, mit Zitronenscheiben anrichten und servieren.

Das schmeckt dazu Gebratenes Hähnchenfilet oder Putenschnitzel.

Zubereitungszeit: 30 Minuten

Tipps

■ Auch unbehandelte Zitronen sollten immer heiß abgewaschen werden, denn auf der Schale können Wachsreste haften, die man so entfernen kann.

■ Durch das Abschrecken in Eiswasser bleibt die grüne Farbe von Bohnen oder auch anderem grünen Gemüse besonders gut erhalten. Geben Sie dafür einige Eiswürfel in kaltes Leitungswasser, und tauchen Sie das gegarte Gemüse in einem Sieb kurz hinein.

Für 2 Portionen

150 g Löwenzahn
2 gekochte Pellkartoffeln
Salz
Pfeffer aus der Mühle
2 EL Apfelessig
1 Eigelb
1–2 TL Senf
3 EL Rapsöl
1 EL Kürbiskerne

*Pro Portion: 1534 kJ/366 kcal,
7 g Eiweiß, 29 g Fett, 20 g Kohlenhydrate, 4 g Ballaststoffe*

*Wer möchte, kann auf den Rote-Bete-
Salat von S. 67 vor dem Servieren noch
einen Klacks Sauerrahm geben.*

Löwenzahnsalat

1 Löwenzahn putzen und in mundgerechte Stücke zerzupfen. Die Blätter waschen und trockentupfen. Die Kartoffeln schälen und fein würfeln.

2 Salz und Pfeffer mit Essig verrühren. Eigelb und Senf zufügen. Das Öl mit einem kleinen Schneebesen tropfenweise unterschlagen.

3 Löwenzahn und Kartoffelwürfel mit der Sauce übergießen. Gut durchmischen und auf zwei Tellern anrichten. Mit Kürbiskernen bestreuen und servieren.

Das passt dazu Fladenbrot oder Knäckebrot.

Zubereitungszeit: 20 Minuten

Tipp Ist die Saison für Löwenzahn im Frühsommer vorbei, nehmen Sie zur Abwechslung Rauke (Rucola), jungen Spinat oder Mangoldblätter für den Salat.

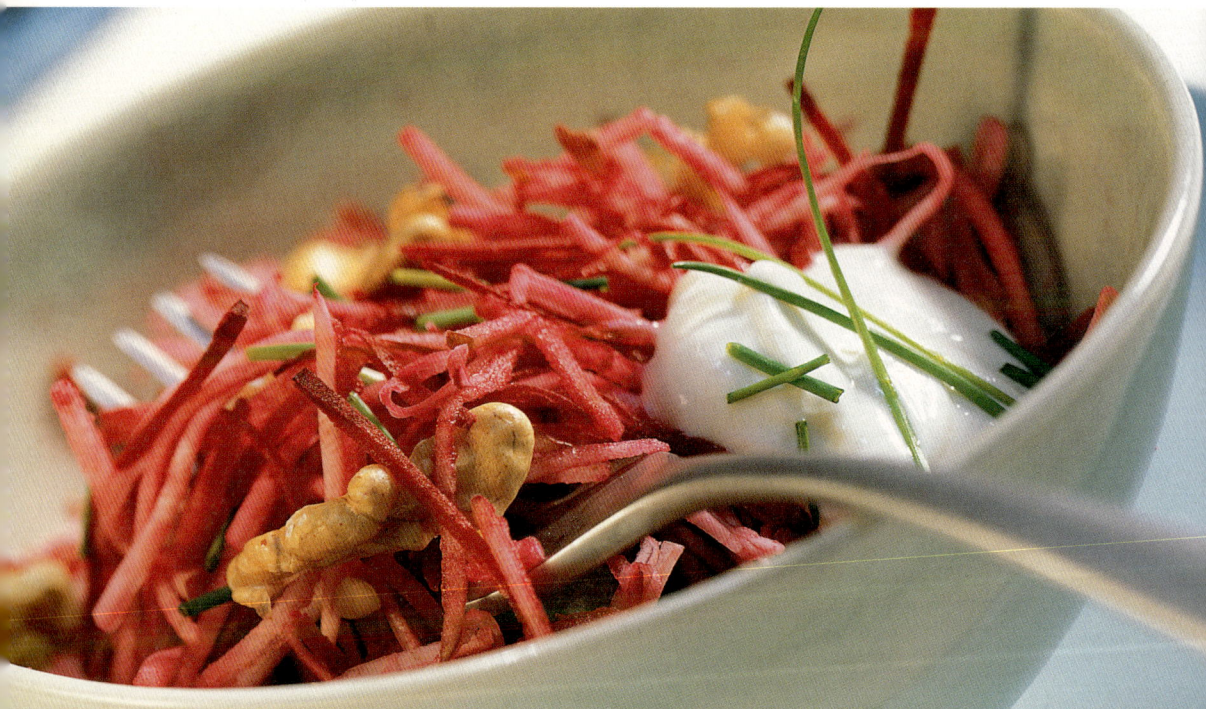

Rote-Bete-Salat mit Walnüssen

1 Rote Bete waschen, schälen und in eine Salatschüssel raspeln. (Am besten Handschuhe anziehen, Rote Bete färben stark). Die Walnusskerne grob zerkleinern. Die Schalotte abziehen und fein würfeln.

2 Den Knoblauch abziehen und durchpressen. Zusammen mit Salz, einem Spritzer Süßstoff, Senf und Zitronensaft verrühren. Das Öl unterschlagen.

3 Die Sauce über die Rote Bete gießen. Schalottenwürfel und zerkleinerte Walnusskerne zufügen und alles gut mischen.

Das passt dazu Vollkorn- oder Knäckebrot.

Zubereitungszeit: 20 Minuten

Für 4 Portionen
250 g Rote Bete
50 g Walnusskerne
1 Schalotte
1 Knoblauchzehe
Salz
flüssiger Süßstoff
1 TL zuckerfreier Senf
1 EL Zitronensaft
1 EL Walnussöl

Pro Portion: 400 kJ/97 kcal,
2 g Eiweiß, 7 g Fett, 7 g Kohlenhydrate,
2 g Ballaststoffe

Fenchelgemüse

1 Fenchel putzen, waschen und das Grün beiseite legen. Fenchel in 1/2 Zentimeter dicke Ringe schneiden.

2 Schalotten abziehen, fein würfeln und in heißer Butter glasig dünsten. Fenchel zugeben und unter Rühren dünsten. Kräftig salzen und pfeffern.

3 Zugedeckt bei kleiner Hitze 10 Minuten dünsten. Den Deckel abnehmen, die Flüssigkeit verdampfen lassen und die Brühe zugießen. Weitere 10 Minuten garen.

4 Das Fenchelgrün waschen, trockentupfen, sehr fein hacken und kurz vor dem Servieren zum Gemüse geben.

Das schmeckt dazu Frikadellen oder Rührei mit Kartoffeln.

Zubereitungszeit: 30 Minuten

Tipp Fenchel tut gerade einem gestressten Darm wohl, weil die darin enthaltenen ätherischen Öle Blähungen besänftigen und Bauchschmerzen mildern können.

Für 2–3 Portionen
500 g Fenchel mit Grün
2 Schalotten
15 g Butter
Salz
Pfeffer aus der Mühle
60 ml Gemüsebrühe (Instant)

Pro Portion bei 2: 532 kJ/127 kcal,
6 g Eiweiß, 8 g Fett, 8 g Kohlenhydrate,
10 g Ballaststoffe

Für 2 Portionen
500 g Porree
Salz
2 Eigelbe
2–3 EL Zitronensaft
Pfeffer aus der Mühle

*Pro Portion: 541 kJ/130 kcal,
7 g Eiweiß, 7 g Fett, 9 g Kohlenhydrate,
3 g Ballaststoffe*

Porree in Zitronenschaum

1 Porree putzen, waschen und in Ringe schneiden. In kochendem Salzwasser etwa 5 Minuten bissfest garen.

2 Inzwischen Eigelbe in eine Schüssel geben und auf ein heißes Wasserbad setzen. Eine Prise Salz zufügen und mit dem Schneebesen schaumig schlagen. Dabei löffelweise den Zitronensaft zufügen.

3 Salzen und pfeffern und weiterschlagen, bis ein feinporiger, dicklicher Schaum entstanden ist. Porree abtropfen lassen und mit der Schaumsauce servieren.

Das schmeckt dazu Pellkartoffeln, Kartoffelpüree, gekochtes Getreide oder Fisch.

Zubereitungszeit: 20 Minuten

Tipp Senföle geben allen Gemüsen aus der Familie der Liliengewächse das typische scharfe Aroma, das bei Pilzen jedoch sehr unbeliebt ist. Porree gehört darum zu den Gemüsesorten, die möglichst oft auf dem Speiseplan stehen sollten.

Für 2 Portionen
300 g Rosenkohl
100 g rote Zwiebeln
25 g Schinkenwürfel (Kühlregal)
1/2 TL Kümmel
15 g Butter
Zitronensaft
Salz
Pfeffer aus der Mühle
100 g Schlagsahne

*Pro Portion: 1161 kJ/277 kcal,
10 g Eiweiß, 23 g Fett, 9 g Kohlenhydrate, 6 g Ballaststoffe*

Rosenkohl mit Kümmelsahne

1 Rosenkohl putzen und die Köpfe je nach Größe evtl. halbieren. Zwiebeln abziehen und grob würfeln. Zwiebel- und Schinkenwürfel mit Kümmel in heißer Butter glasig dünsten. Rosenkohl zugeben, mit etwas Zitronensaft, Salz und Pfeffer würzen und kurz anschmoren.

2 Die Sahne dazugießen und bei kleiner Hitze kochen lassen, bis der Kohl gar ist und die Sahne cremig eingedampft ist. Das dauert etwa 15 Minuten.

Das schmeckt dazu Bratkartoffeln oder Bouletten.

Zubereitungszeit: 25 Minuten

Ungarisches Sauerkraut

1 Zwiebeln abziehen, halbieren und in dünne Scheiben schneiden. Im heißen Schmalz glasig dünsten. Sauerkraut zufügen und unter Wenden kurz mitdünsten. Brühe zugießen. Lorbeerblatt und zerdrückte Wacholderbeeren zufügen. Mit beiden Paprikasorten kräftig würzen.

2 Das Rauchfleisch auf das Kraut legen. Einen Deckel auflegen und alles ca. 35 bis 40 Minuten bei mittlerer Hitze schmoren. Fleisch herausnehmen, Schwarte entfernen und den Rest in Würfel schneiden.

3 Die Kartoffel schälen, roh in das Kraut reiben, durchrühren und einmal aufkochen. Fleisch wieder zum Kraut geben. Mit Salz und Süßstoff abschmecken und servieren.

Das schmeckt dazu Kartoffeln, Kartoffelknödel (siehe S. 74) oder Kartoffelpüree (siehe S. 74).

Zubereitungszeit: 40 Minuten + 15 Minuten schmoren

Tipps

■ Das wusste schon Wilhelm Busch: Sauerkraut schmeckt aufgewärmt besonders gut! Stellen Sie die Reste in den Kühlschrank, dann bleiben die Vitamine erhalten.

■ Gänseschmalz besitzt übrigens ein besonders günstiges Fettsäurespektrum. Deshalb können Sie ruhig öfter in den Schmalztopf langen.

Für 2–3 Portionen
200 g Zwiebeln
1 EL Gänseschmalz
500 g fassfrisches Sauerkraut
75 ml Fleischbrühe
1 Lorbeerblatt
1–2 Wacholderbeeren
1 TL Edelsüßpaprika
Rosenpaprikapulver
1 Stück Rauchfleisch oder
durchwachsener Speck (ca. 100 g)
1 kleine Kartoffel
Salz
flüssiger Süßstoff

Pro Portion bei 3: 1438 kJ/344 kcal, 6 g Eiweiß, 31 g Fett, 8 g Kohlenhydrate, 8 g Ballaststoffe

Sauerkraut liefert einen besonders hohen Gehalt an günstigen Milchsäurebakterien. Es zählt somit zu den Toplebensmitteln einer darmfreundlichen Ernährung.

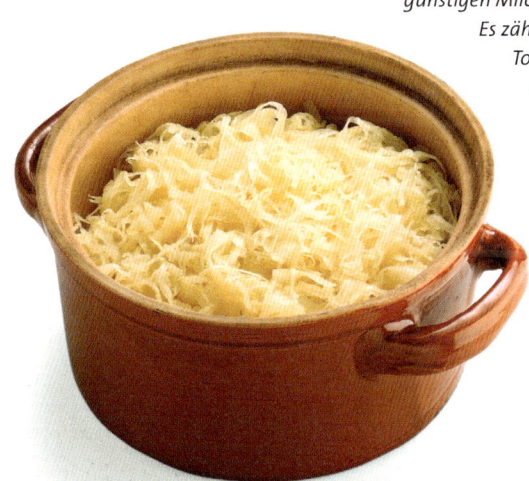

Für 2 Portionen
400 g breite grüne Bohnen
1 große Tomate
100 g Zwiebeln
1 EL Olivenöl
Salz
Pfeffer aus der Mühle
1 kleines Lorbeerblatt
1 Prise getrocknetes Bohnenkraut
60 ml Gemüsesaft
25 g schwarze Oliven
1 Schmelzkäseecke (62,5 g)

Pro Portion: 1118 kJ/266 kcal, 12 g Eiweiß, 19 g Fett, 12 g Kohlenhydrate, 8 g Ballaststoffe

Überbackene Bohnen

1 Die Bohnen waschen und putzen. Die Tomate entkernen und klein würfeln. Zwiebeln abziehen, hacken und im heißen Öl bei kleiner Hitze glasig dünsten.

2 Bohnen mit Salz, Pfeffer, Lorbeerblatt und Bohnenkraut dazugeben. Kurz anschmoren, mit Gemüsesaft ablöschen. Bei mittlerer Hitze im geschlossenen Topf 10 Minuten garen.

3 Den Backofen auf 225 °C vorheizen. Oliven entkernen. Bohnen und Tomaten in eine flache ofenfeste Form füllen, die Oliven zufügen. Den Schmelzkäse in kleine Stückchen teilen und auf das Gemüse geben. Im vorgeheizten Backofen bei 225 °C (Umluft 200 °C, Gas Stufe 4–5) backen, bis der Käse zerlaufen und leicht gebräunt ist.

Das schmeckt dazu Pellkartoffeln, gekochter Weizen oder Hirse.

Zubereitungszeit: 20 Minuten + 10 Minuten backen

Tipps

■ Berufstätige sparen Zeit, wenn sie die Zutaten schon am Vorabend in die Form geben, kalt stellen und dann im Backofen bei 200 °C (Umluft 180 °C, Gas Stufe 3–4) erhitzen und überbacken.

■ Bohnen sind wegen ihres Mineralstoffgehalts ausgesprochen gesund – aber roh enthalten sie den giftigen Eiweißstoff Phasin. Deshalb sollten sie immer mindestens acht Minuten gegart werden.

Tomaten liefern beachtliche Mengen so genannter sekundärer Pflanzenstoffe, die u. a. vor Krebs schützen.

Pilze in Zitronenöl

1 Pilze abreiben und putzen. In dicke Scheiben schneiden. Schalotten und Knoblauch abziehen und in Scheiben schneiden. Die Schale der Limette vorsichtig abreiben. Zitrone und Limette auspressen.

2 Die Hälfte des Öls in einer Pfanne erhitzen. Schalotten und Knoblauch darin hellbraun anbraten und herausheben. Die Hälfte der Champignons in dem Fett kräftig anbraten. Herausnehmen, das restliche Öl dazugeben und erhitzen. Die zweite Portion Pilze ebenfalls anbraten und herausnehmen.

3 Pilze, Schalotten und Knoblauch salzen und pfeffern. Zitronen- und Limettensaft und das Olivenöl mit einem Schneebesen kräftig aufschlagen. Sauce mit Süßstoff über die Pilze gießen, untermischen und mindestens 10 Minuten durchziehen lassen. Pilze mit Limettenschale bestreut servieren.

Das passt dazu Eierkuchen (siehe S. 53).

Zubereitungszeit: 30 Minuten + 10 Minuten ziehen

Für 6 Portionen
800 g Champignons
200 g Schalotten
2 Knoblauchzehen
1 unbehandelte Limette
1 Zitrone
100 ml Öl zum Braten
Salz
grober schwarzer Pfeffer
aus der Mühle
5 EL gutes Olivenöl (nativ extra)
etwas flüssiger Süßstoff

Pro Portion: 822 kJ/196 kcal, 4 g Eiweiß, 19 g Fett, 4 g Kohlenhydrate, 3 g Ballaststoffe

Marinierte Möhren mit Zucchini

1 Möhren schälen, in Salzwasser knapp gar kochen. Zucchinienden abschneiden. Beides in Scheiben schneiden. Essig mit Brühe aufkochen und Zucchinischeiben zufügen. 2 bis 3 Minuten darin kochen. Gemüse abgießen und Brühe auffangen.

2 Knoblauch abziehen, pressen. Rucola putzen, waschen, fein schneiden. Zitronensaft und -schale mit 3–4 Esslöffel Kochbrühe, Knoblauch, Rucola und Öl verrühren. Marinade auf das Gemüse geben, umrühren. 1 Stunde ziehen lassen.

Das passt dazu Roggenbrot mit Hüttenkäse.

Zubereitungszeit: 30 Minuten + mindestens 1 Stunde ziehen lassen

Für 6 Portionen
400 g Möhren
Salz
400 g Zucchini
1/8 l Weißweinessig
1/8 l Brühe
2 Knoblauchzehen
100 g Rucola (ersatzweise 1 Bund glatte Petersilie)
Saft und Schale von 1/2 unbehandelten Zitrone
6 EL gutes Olivenöl (nativ extra)

Pro Portion: 258 kJ/62 kcal, 2 g Eiweiß, 4 g Fett, 4 g Kohlenhydrate, 3 g Ballaststoffe

Kartoffeln – köstliche Kraftknollen

Wer Kartoffeln mag, hat gut lachen. Denn die Knollen lassen sich nicht nur auf vielerlei Weise zubereiten – sie bieten zudem wichtige Nährstoffe. Und ruhig mal aufwärmen! Gekochte, wieder abgekühlte Kartoffeln enthalten viel Resistente Stärke. Das ist ein neu entdeckter Ballaststoff, der die nützlichen Bakterien der Darmflora fördert. Also doppelte Portionen kochen und die Kartoffeln am nächsten Tag für Aufläufe oder Bratkartoffeln verwenden.

Das knusprige Kartoffelgratin mit frischen Kräutern finden Sie auf S. 73.

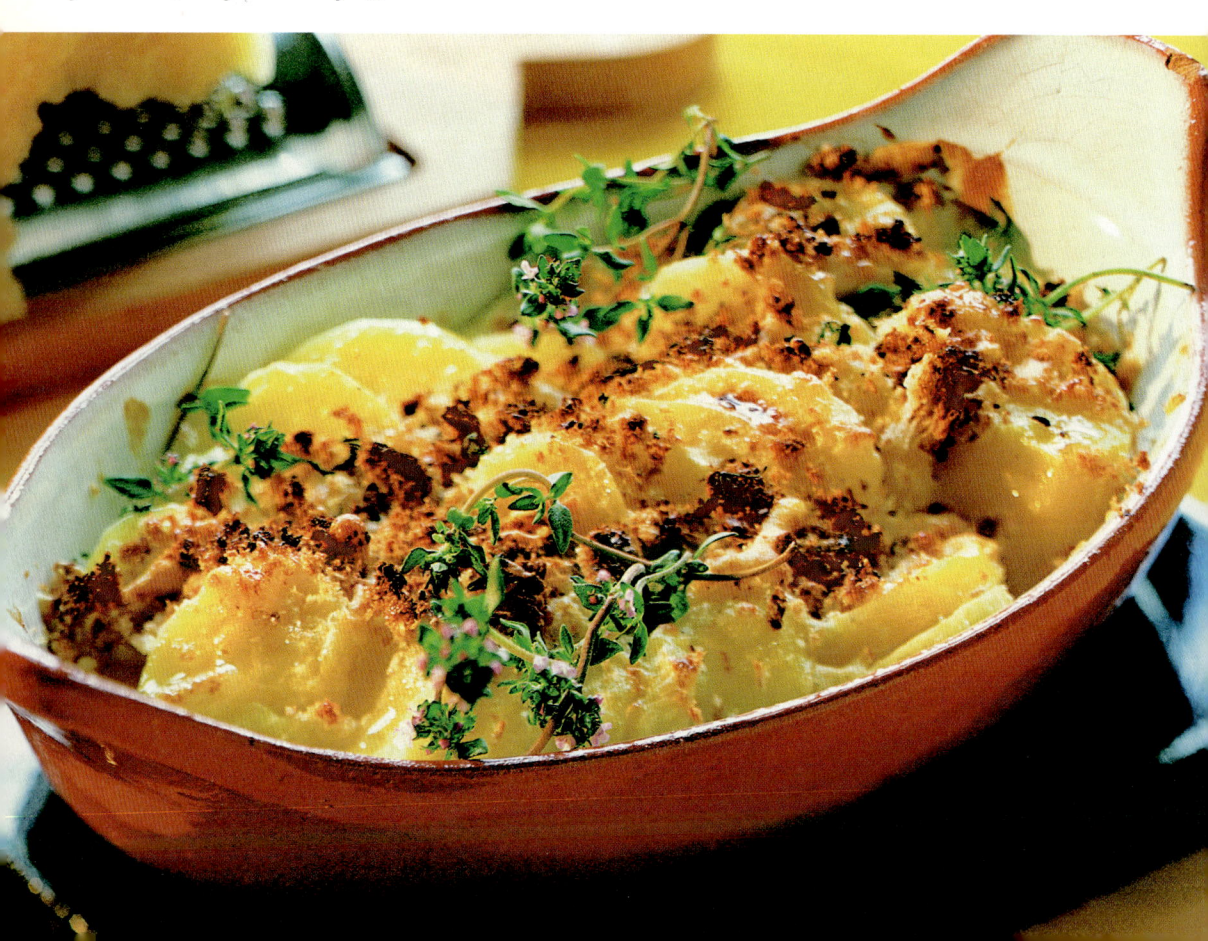

Kartoffelgratin

1 Die Kartoffeln schälen, waschen und in hauchdünne Scheiben schneiden. Salzen und pfeffern. Knoblauch abziehen, durchpressen und mit dem weichen Fett vermengen. Eine feuerfeste flache Form mit etwa der Hälfte der Mischung ausstreichen.

2 Den Ofen auf 200 °C vorheizen. Kartoffeln dachziegelartig einschichten. Milch mit einer Prise Salz und etwas Muskatnuss aufkochen. Über die Kartoffeln gießen. Die restliche Fettmischung in Flöckchen, Käse und Kräuter darauf verteilen.

3 Das Kartoffelgratin im vorgeheizten Backofen bei 200 °C (Umluft 180 °C, Gas Stufe 3–4) etwa 45 Minuten goldbraun überbacken.

Das schmeckt dazu Grüner Salat oder gedünstetes Gemüse.

Zubereitungszeit: 20 Minuten + 45 Minuten backen

Für 2 Portionen
400 g Kartoffeln (mehlig
kochende Sorte)
Salz
Pfeffer aus der Mühle
1 Knoblauchzehe
25 g Butter oder Margarine
1/2 l Milch
Muskatnuss
30 g geriebener Käse
(z. B. Parmesan oder Emmentaler)
frische Kräuter nach Belieben

Pro Portion: 1790 kJ/427 kcal,
16 g Eiweiß, 24 g Fett, 36 g Kohlen-
hydrate, 4 g Ballaststoffe

Zwiebel-Kartoffel-Gemüse

1 Die Kartoffeln schälen, waschen und würfeln. Die Frühlingszwiebeln putzen, waschen und schräg in etwa 3 Zentimeter lange Stücke schneiden. Knoblauch abziehen und durchpressen.

2 Das Öl in einer großen Pfanne erhitzen. Erst Knoblauch, dann die Kartoffeln zufügen und bei mittlerer Hitze braten. Dabei häufig wenden. Zwiebeln dazugeben, salzen und pfeffern.

3 Die Brühe angießen und alles etwa 10 Minuten bei kleiner Hitze schmoren. Inulin unterrühren. Sonnenblumenkerne in einer beschichteten Pfanne ohne Fett rösten.

4 Den Frischkäse in Flöckchen über das Gemüse geben, mit Sonnenblumenkernen bestreuen und in der Pfanne servieren.

Dazu passt Fischkoteletts (siehe S. 87).

Zubereitungszeit: 30 Minuten

Für 2 Portionen
500 g Kartoffeln (fest kochende Sorte)
500 g Frühlingszwiebeln
1 Knoblauchzehe
2 EL Rapsöl
Salz
Pfeffer aus der Mühle
300 ml Gemüsebrühe (Instant)
1 TL Inulin
1 EL Sonnenblumenkerne
75 g Doppelrahmfrischkäse

Pro Portion: 2266 kJ/541 kcal,
12 g Eiweiß, 30 g Fett, 54 g Kohlen-
hydrate, 15 g Ballaststoffe

Für 2 Portionen
500 g Kartoffeln
(mehlig kochende Sorte)
Salz
150 ml Milch
1 Prise Muskatnuss
1 EL Rapsöl
1 EL Sesamsaat
1 TL Haferkleieflocken
1/2 EL Weizenkleie

Pro Portion: 1192 kJ/284 kcal,
9 g Eiweiß, 12 g Fett, 35 g Kohlen-
hydrate, 8 g Ballaststoffe

Kartoffelpüree mit Sesam

1 Kartoffeln schälen, waschen und in kochendem Salzwasser etwa 25 Minuten garen. Milch mit Muskat erhitzen.

2 Das Öl in einer Pfanne erhitzen. Sesam und eine Prise Salz unterrühren. Sesamsamen anrösten, bis sie duften. Warm stellen.

3 Die gekochten, noch heißen Kartoffeln zerdrücken oder durch eine Kartoffelpresse geben. Die heiße Milch, Flocken und Kleie untermischen. Mit Salz abschmecken und mit geröstetem Sesam bestreut servieren.

Das schmeckt dazu Spiegel-, Rührei, Frikadellen oder Fisch.

Zubereitungszeit: 35 Minuten

Für 2 Portionen
350 g Kartoffeln
(mehlig kochende Sorte)
50 ml heiße Milch
175 g gekochte Pellkartoffeln vom
Vortag
40 g Vollkornmehl
1 kleines Ei
1/2 EL geschroteter Leinsamen
Salz
Pfeffer aus der Mühle
Muskatnuss

Pro Portion: 1272 kJ/303 kcal,
13 g Eiweiß, 6 g Fett, 47 g Kohlen-
hydrate, 9 g Ballaststoffe

Kartoffelknödel

1 Rohe Kartoffeln schälen, waschen und in eine Schüssel mit kaltem Wasser reiben. Mit einem Schaumlöffel herausheben, ausdrücken und den Vorgang wiederholen.

2 Die geriebenen Kartoffeln auf ein Küchentuch geben, fest einrollen und die Tuchenden stark gegeneinander drehen, so dass alle Flüssigkeit herausgepresst wird.

3 Kartoffelmasse mit der heißen Milch übergießen und abkühlen lassen. Die Kartoffeln vom Vortag pellen und durch eine Presse drücken. Mehl, Ei, Leinsamen und Kartoffeln gut verkneten und mit Salz, Pfeffer und Muskat abschmecken.

4 Aus dem Teig runde Knödel formen. In einem großen Topf reichlich Salzwasser aufkochen. Knödel hineingeben, Hitze herunterschalten und ca. 20 Minuten ziehen lassen. Die Knödel sind gar, wenn sie an die Oberfläche steigen.

Das schmeckt dazu Sauerkraut (S. 69), Gulasch, Braten.

Zubereitungszeit: 35 Minuten + 20 Minuten ziehen lassen

Kartoffel-Porree-Puffer

1 Den Porree waschen, putzen und in sehr feine Scheiben schneiden. Kartoffeln schälen, waschen und fein raspeln. Die Zwiebel abziehen und reiben. Kartoffeln, Porree und Zwiebeln mit Ei, Haferflocken und Inulin vermengen. Die Masse salzen und pfeffern.

2 Das Öl in einer Pfanne erhitzen. Für jeden Puffer 1 Esslöffel von der Masse hineingeben, rund auseinander streichen und goldbraun backen.

Das schmeckt dazu Bunter Salat und Kressedip (siehe S. 85).

Zubereitungszeit: 30 Minuten

Tipp Wie alle anderen Gemüsesorten ist Porree für Pilzpatienten uneingeschränkt empfehlenswert. Die darin enthaltenen ätherischen Öle sind sehr wirksam gegen unliebsame Pilze im Darm.

Für 2 Portionen
125 g Porree
250 g Kartoffeln
(mehlig kochende Sorte)
1 Zwiebel
1 großes Ei
1 EL Haferflocken
1 TL Inulin
Salz
Pfeffer aus der Mühle
2–3 EL Rapsöl

Pro Portion: 1250 kJ/300 kcal, 10 g Eiweiß, 15 g Fett, 31 g Kohlenhydrate, 8 g Ballaststoffe

Ein Dip aus Hüttenkäse, passierten Tomaten, Salz, Pfeffer und Tomatenwürfeln passt gut zu den Puffern.

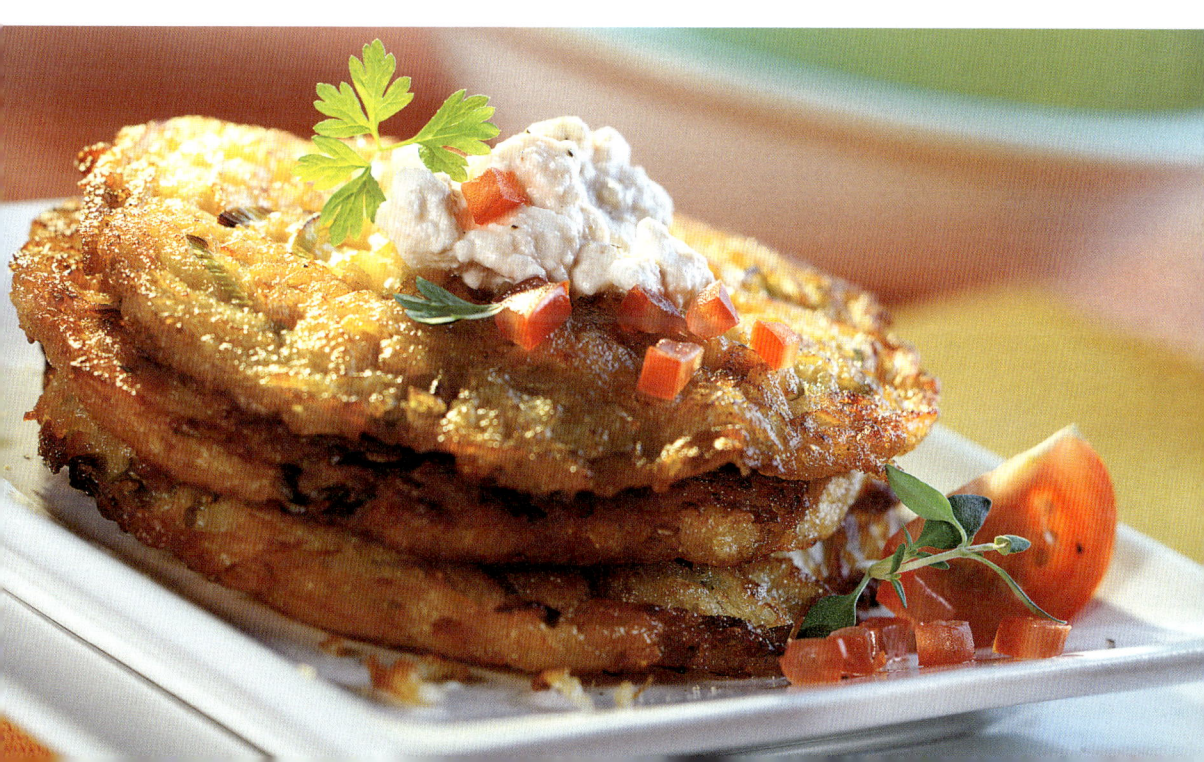

Suppen & Saucen – Flüssiges für Feinschmecker

Als Vorspeise, Hauptgericht oder zwischendurch – eine heiße Suppe ist immer willkommen und besänftigt den gestressten Bauch. Die meisten Suppen lassen sich gut vorbereiten und sind als vollwertige Mahlzeit so schnell verfügbar.

Für Gaumenkitzel sorgen die schnellen Saucen und Dips in diesem Kapitel, die vielen einfachen Mahlzeiten erst den richtigen Kick geben. Manche lassen sich ebenfalls gut vorbereiten und bleiben im Kühlschrank einige Tage frisch.

Die Kürbissuppe mit Bohnen und gebratenen Pilzen finden Sie auf S. 78.

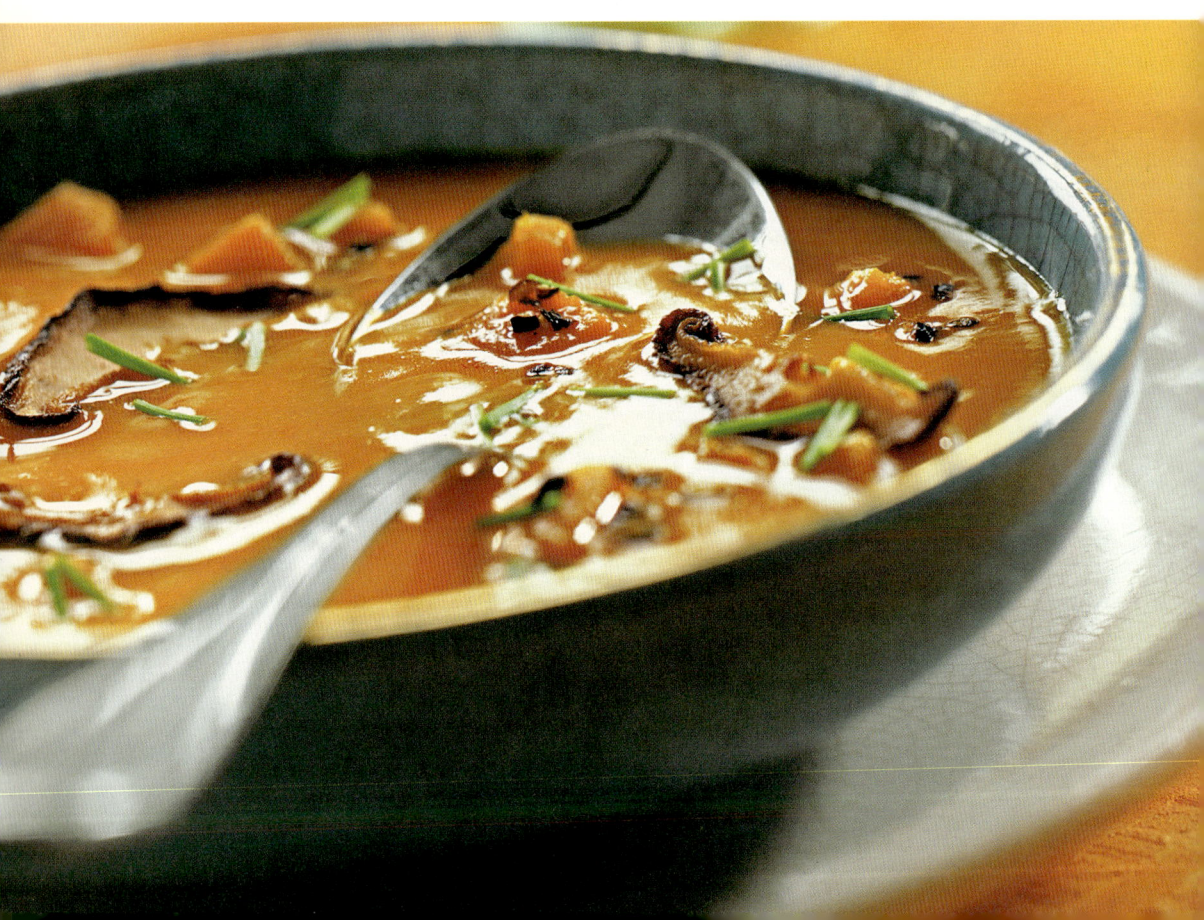

Hühnerbrühe

Für etwa 2 Liter
1 Suppenhuhn
1 Bund Suppengrün
1 Zwiebel
1 Knoblauchzehe
1 Bund glatte Petersilie
Salz
Pfeffer aus der Mühle
Muskatnuss

1 Das Huhn ab- und ausspülen. Die Fettdrüsen am Schwanz (Sterzel) herausschneiden und das Huhn in einem großen Topf mit 2 1/2 Liter kaltem Wasser zum Kochen bringen. 1 Stunde bei kleiner Hitze garen. Die Temperatur ist richtig, wenn nur langsam kleine Blasen aus der Brühe aufsteigen.

2 Das Suppengrün putzen und grob zerkleinern. Mit gevierteilter Zwiebel, ungeschältem Knoblauch und Petersilie zum Huhn geben. Etwa 30 Minuten bei Mittelhitze leicht kochen.

3 Das gegarte Suppenhuhn herausheben und anderweitig verwenden. Die Brühe durch ein feines Haarsieb in einen sauberen Topf gießen.

4 Zum Entfetten der heißen Brühe einen großen flachen Löffel so auf die Oberfläche legen, dass möglichst viel Fett, aber wenig von der Brühe hineinfließt. (Einfacher ist es, die Brühe über Nacht kalt zu stellen. So lässt sich das erstarrte Fett mühelos abheben). Mit Salz, Pfeffer und Muskat abschmecken.

Pro Liter: 265 kJ/62 kcal, 4 g Eiweiß, 2 g Fett, 7 g Kohlenhydrate, 0 g Ballaststoffe

Zubereitungszeit: 40 Minuten

Tipps

■ Falls Sie überempfindlich auf hefehaltige Produkte reagieren, könnte es sein, dass Ihnen die üblichen Instant- oder Würfelbrühen nicht bekommen. Sie enthalten oft Hefeextrakte. Nehmen Sie dann lieber Produkte, die als »hefefrei« deklariert sind (aus dem Reformhaus), oder kochen Sie Ihre Brühe einfach selbst!

■ So können Sie Brühe auf Vorrat halten: Schnell abkühlen lassen und im geschlossenen Gefäß im Kühlschrank aufheben. Oder füllen Sie die kochend heiße Brühe in saubere, heiß gespülte Twist-off-Gläser. Schnell verschließen und nach dem Abkühlen in den Kühlschrank stellen. So hält sich die Brühe gut eine Woche. Eingefroren bleibt sie vier bis sechs Monate frisch.

Nach diesem Grundrezept können Sie auch Fleischbrühe kochen: Ersetzen Sie dann das Huhn einfach durch ein Pfund Suppenfleisch und einige Suppenknochen.

Für 4 Portionen
1 kg Kürbis
300 g Zwiebeln
2 EL Rapsöl
1 l Hühnerbrühe (selbst gekocht, siehe S. 77, oder Instant)
200 g Shiitakepilze
1 Dose weiße Riesenbohnen (400 g)
Salz
Pfeffer
etwas Zitronensaft
Muskat
200 g Schlagsahne

Pro Portion: 1465 kJ/350 kcal, 13 g Eiweiß, 23 g Fett, 24 g Kohlenhydrate, 11 g Ballaststoffe

Kürbissuppe mit Riesenbohnen

1 Den Kürbis schälen, entkernen und das Fruchtfleisch klein schneiden. Die Zwiebeln abziehen, würfeln und in einem großen Topf in heißem Öl hell andünsten. Kürbiswürfel zu den Zwiebeln geben und kurz mitdünsten.

2 Die Brühe zum Gemüse gießen und alles zugedeckt bei schwacher Hitze 15 Minuten weich kochen. Einige Kürbisstücke herausnehmen und zum Anrichten beiseite legen. Suppe nochmals im offenen Topf etwa 5 Minuten kochen.

3 Die Pilze abreiben, in Scheiben schneiden und in einer beschichteten Pfanne ohne Fett etwa 4 Minuten unter Wenden rösten. Abkühlen lassen.

4 Die Suppe mit dem Stabmixer fein pürieren. Die Riesenbohnen in der Suppe erhitzen, mit Salz, Pfeffer, Zitronensaft und Muskat abschmecken.

5 Die Sahne mit den Quirlen des Handrührers halb steif schlagen und kurz vor dem Servieren unterrühren. Mit den zurückgelegten Kürbisstückchen und den Pilzen dekorieren.

Das passt dazu Geröstetes Vollkornbrot.

Zubereitungszeit: 40 Minuten

Stückweise wird der gelbe Riesenkürbis vor allem im Spätsommer auf Bauernmärkten angeboten.

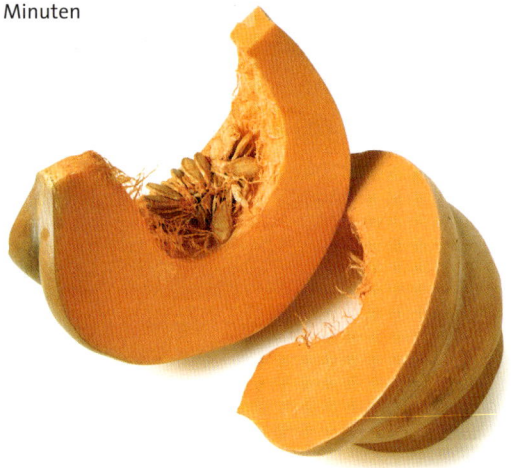

Linsensuppe mit Schafskäse

1 Die Linsen für mindestens 8 Stunden in kaltem Wasser einweichen. Abtropfen lassen und in reichlich Salzwasser etwa 15 Minuten garen. Auf ein Sieb geben und abtropfen lassen. Die Kartoffeln schälen, waschen und würfeln.

2 Zwiebeln und Knoblauch abziehen und hacken. Ingwer schälen und fein würfeln. Petersilie waschen, trockentupfen und grob hacken. Sellerie und Möhre schälen, waschen und in feine Stifte schneiden.

3 Das Öl in einem Topf erhitzen und alle vorbereiteten Gemüse darin 5 Minuten bei kleiner Hitze dünsten. Tomatenmark zufügen und kurz mit anschmoren.

4 Linsen, Kartoffeln und Brühe dazugeben. Etwa 30 Minuten bei kleiner Hitze garen, bis die Linsen gar, aber noch nicht aufgeplatzt sind. Mit Essig, wenig Salz und reichlich Pfeffer abschmecken.

5 Den Schafskäse würfeln und beim Auffüllen auf die Suppe geben und sofort servieren.

Das passt dazu Geröstetes Vollkornbrot.

Zubereitungszeit: 45 Minuten + 8 Stunden einweichen

Tipp Kochen Sie Linsen ruhig für den Vorrat in der doppelten Menge – sie ergänzen Salate und Suppen, schmecken aufgewärmt noch besser und behalten dabei auch noch ihre wertvollen Nährstoffe.

Für 2 Portionen

150 g Linsen
Salz
2 kleine Kartoffeln
2 kleine Zwiebeln
1 Knoblauchzehe
1 kleines Stück Ingwerwurzel (etwa 20 g)
1/2 Bund glatte Petersilie
50 g Sellerieknolle
1 Möhre
1 1/2 EL Olivenöl
1/2 EL Tomatenmark
375 ml Fleisch- oder Geflügelbrühe (selbst gekocht, siehe S. 77, oder Instant)
1 EL Apfelessig
Pfeffer aus der Mühle
50 g Schafskäse

Pro Portion: 2103 kJ/502 kcal, 26 g Eiweiß, 19 g Fett, 56 g Kohlenhydrate, 15 g Ballaststoffe

Für 2 Portionen
Je 100 g rote, weiße und
helle Zwiebeln
1–2 Knoblauchzehen
2 EL Rapsöl
500 g Kartoffeln (mehlig
kochende Sorte)
1 ungebrühte feine Bratwurst
1 EL Crème fraîche
1 EL Schnittlauch, fein geschnitten
1/2 l Fleischbrühe (Instant)
Pfeffer aus der Mühle

Pro Portion: 2295 kJ/548 kcal,
16 g Eiweiß, 16 g Fett, 39 g Kohlen-
hydrate, 8 g Ballaststoffe

Zwiebelsuppe mit Bratwurstklößchen

1 Zwiebeln und Knoblauch abziehen. Zwiebeln in Streifen oder Ringe schneiden. Knoblauch durchpressen und alles im heißen Öl glasig andünsten. Die Kartoffeln schälen, waschen und würfeln.

2 Bratwurstbrät aus der Pelle in eine Schüssel drücken. Crème fraîche zufügen. Schnittlauch zum Brät geben und alles verkneten.

3 Die Zwiebelmischung mit Brühe ablöschen und aufkochen. Kartoffelwürfel zugeben und 10 Minuten garen. Aus der Bratwurstmasse mit 2 Teelöffeln kleine Klößchen formen. In den Topf geben und noch 10 Minuten weitergaren. Die Zwiebelsuppe mit Pfeffer abschmecken und servieren.

Das passt dazu Knoblauchfladenbrot (siehe S. 56).

Zubereitungszeit: 40 Minuten

Tipp In diesem Gericht steckt eine geballte Ladung nützlicher Pflanzenstoffe, zumeist ätherische Senföle. Der Knoblauchwirkstoff Allicin setzt noch eins drauf, denn er wirkt nachweislich gegen Pilze.

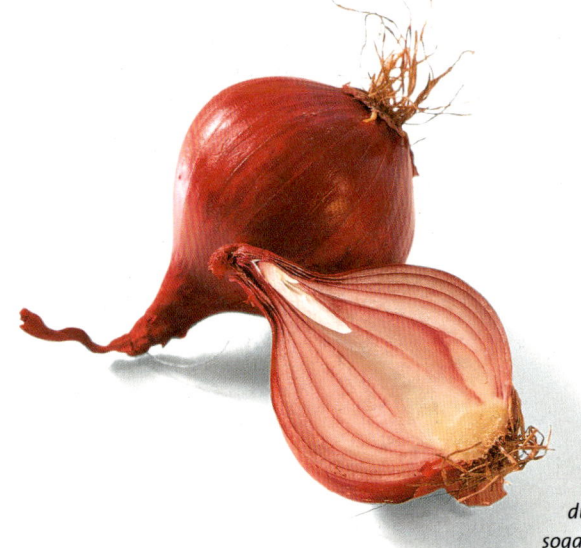

Geschnittene Zwiebeln nicht
lange stehen lassen, sie verlieren
an Aroma. Manche Sorten können
durch den Sauerstoff aus der Luft
sogar bitter werden.

Grünkernsuppe mit Rucola

1 Rucola waschen, Blätter abzupfen und Stiele fein hacken. Die Frühlingszwiebeln putzen und klein schneiden. Zwiebeln und Rucolastiele in 30 Gramm Margarine glasig dünsten.

2 Die Brühe zu den angedünsteten Zwiebeln und den Rucolastielen geben und aufkochen lassen. Grünkernschrot zufügen und 5 Minuten mitkochen.

3 Rucolablätter in feine Streifen schneiden und in der restlichen Margarine andünsten. Zur Suppe geben, alles kurz durchziehen lassen und mit Salz und Pfeffer nachwürzen.

Das passt dazu Knäckebrot mit Frischkäse.

Zubereitungszeit: 30 Minuten

Für 4 Portionen
300 g Rucola
300 g Frühlingszwiebeln
50 g Margarine
3/4 l Brühe
1 EL Grünkernschrot
Salz
Pfeffer aus der Mühle

Pro Portion: 868 kJ/207 kcal, 4 g Eiweiß, 14 g Fett, 17 g Kohlenhydrate, 5 g Ballaststoffe

Bunte Gemüsesuppe

1 Die Bohnen am Vorabend in kaltem Wasser einweichen. Am nächsten Tag die Bohnen mit frischem Wasser bedeckt ohne Salz etwa 1 Stunde garen.

2 Sellerie, Kartoffeln und Möhren schälen und würfeln. Wirsing putzen und in breite Streifen schneiden.

3 Die Knoblauchzehen abziehen und fein hacken. In heißer Margarine kurz anbraten. Das Gemüse zufügen, einige Minuten dünsten und zum Schluss die gegarten weißen Bohnen abgetropft dazugeben. Mit Pfeffer würzen und die Brühe dazugeben.

4 Suppe bei kleiner Hitze 20 Minuten leicht kochen lassen. Tomaten fein würfeln und zufügen. Die Suppe zum Schluss mit Salz und Pfeffer abschmecken und in eine vorgewärmte Terrine füllen. Mit Parmesan und Basilikum bestreuen.

Das passt dazu Knoblauchfladenbrot (siehe S. 56).

Zubereitungszeit: 80 Minuten + über Nacht einweichen

Für 4 Portionen
100 g weiße Bohnen (getrocknet)
150 g Knollensellerie
200 g Kartoffeln
200 g Möhren
500 g Wirsing
2 Knoblauchzehen
50 g Margarine
Pfeffer aus der Mühle
1 l Brühe (Instant)
2 Fleischtomaten
Salz
50 g geriebener Parmesan
1 Bund gehacktes Basilikum

Pro Portion: 2911 kJ/695 kcal, 61 g Eiweiß, 25 g Fett, 55 g Kohlenhydrate, 12 g Ballaststoffe

Für 2–3 Portionen
60 g Butter
75 g Crème fraîche
1–1 1/2 EL Dijonsenf
Zitronensaft

Pro Portion bei 3: 960 kJ/229 kcal,
1 g Eiweiß, 24 g Fett, 2 g Kohlenhydrate,
0 g Ballaststoffe

Senf-Sahne-Sauce

1 Die Butter in einem Topf erhitzen, bis sie nicht mehr schäumt, sondern nur noch kleine Bläschen bildet.

2 Crème fraîche unterrühren und kräftig aufkochen. So viel Senf unterrühren, dass eine cremige Sauce entsteht. Mit Zitronensaft abschmecken. Nicht mehr kochen.

Das schmeckt dazu Fast jede Sorte Fleisch, vom Grillhähnchen bis zum pochierten Rinderfilet. Außerdem Kartoffel- oder Gemüsegerichte.

Zubereitungszeit: 10 Minuten

Tipp Die Senf-Sahne-Sauce lässt sich mit gedünsteten Schalotten, gehackten Kräutern und Gewürzen leicht abwandeln.

Für 4 Portionen
500 g Paprikaschoten
(gelb, grün oder rot)
1 Zwiebel
1 Knoblauchzehe
1 EL Keimöl
1 Zweig Thymian
Salz
Pfeffer
Zitronensaft
100 ml Brühe (Instant)
100 g Schlagsahne

Pro Portion: 89 kJ/21 kcal,
1 g Eiweiß, 0 g Fett, 3 g Kohlenhydrate,
4 g Ballaststoffe

Paprikasauce

1 Die Paprikaschoten waschen, Kerne und weiße Trennwände entfernen und in kleine Stücke schneiden. Zwiebel und Knoblauch abziehen, fein würfeln und im heißen Öl glasig dünsten.

2 Paprikawürfel und Thymian dazugeben. Das Ganze mit Salz, Pfeffer und Zitronensaft würzen. Die Brühe zugießen und im offenen Topf 10 Minuten garen.

3 Wenn die Flüssigkeit bis zur Hälfte verdampft ist, die Sahne zugießen. Das Gemüse weich kochen und den Thymian herausnehmen.

4 Die Sauce mit einem Mixstab fein pürieren und nach Belieben mit Salz und Zitronensaft abschmecken.

Das passt dazu Gekochte Eier, Kartoffeln und milde Gemüsesorten.

Zubereitungszeit: 30 Minuten

Zitronen-Eier-Sauce

1 Ei oder Eigelbe in einen Topf geben, auf die Kochplatte setzen und die kleinste Stufe einstellen. Beim Gasherd den Topf ins heiße Wasserbad setzen, denn das Ei gerinnt bei zu großer Hitze sofort.

2 Ei mit einer Prise Salz schaumig schlagen und dabei löffelweise den Zitronensaft zugeben. So lange schlagen, bis der Schaum feinporig und leicht dicklich wird. Sollte sich am Topfboden eine Schicht bilden, den Topf auf die benachbarte kalte Kochplatte ziehen und eine Weile weiterschlagen.

3 Die Sauce mit Salz und Pfeffer kräftig würzen und sofort servieren, wenn sie cremig geworden ist.

Das passt dazu Leicht angewärmter Räucherfisch, Pellkartoffeln, gedünsteter Fisch und helles kurz gebratenes Fleisch, wie z. B. Putensteaks oder Kalbsschnitzel.

Zubereitungszeit: 15 Minuten

Tipp Je nach dem Gericht, zu dem die genial einfache Sauce gereicht werden soll, kann man zum Schluss auch noch zwei bis drei Löffel Brühe, Fond oder einige Flöckchen Butter unterschlagen. Köstlich schmeckt die Sauce auch, wenn Sie noch einen Teelöffel fein gehackte Zitronenmelisse darunter heben.

Für 2 Portionen
1 Ei oder 2 Eigelbe
Salz
2 EL Zitronensaft
Pfeffer aus der Mühle

Pro Portion: 355 kJ/85 kcal,
3 g Eiweiß, 6 g Fett, 3 g Kohlenhydrate,
0 g Ballaststoffe

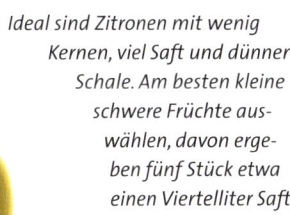

Ideal sind Zitronen mit wenig
Kernen, viel Saft und dünner
Schale. Am besten kleine
schwere Früchte aus-
wählen, davon erge-
ben fünf Stück etwa
einen Viertelliter Saft.

83

Für 4 Portionen
600 g Auberginen
2 EL Öl zum Braten
4 Knoblauchzehen
5 EL Olivenöl (nativ extra)
Saft von 1/2 Zitrone
Salz
Pfeffer aus der Mühle

Pro Portion: 896 kJ/214 kcal,
2 g Eiweiß, 21 g Fett, 5 g Kohlenhydrate,
4 g Ballaststoffe

Auberginenpüree

1 Die Auberginen waschen, putzen und würfeln. Das Öl in einer Pfanne erhitzen. Die Auberginenwürfel darin zugedeckt bei milder Hitze in etwa 25 Minuten schmoren, bis sie sehr weich sind.

2 Die Knoblauchzehen abziehen, fein hacken und nach 10 Minuten zu den Auberginen geben.

3 Das gegarte Gemüse mit dem Mixstab des Handrührgerätes pürieren und dabei nach und nach das Olivenöl untermischen.

4 Das Püree abkühlen lassen und mit Zitronensaft, Salz und Pfeffer nach Belieben abschmecken.

Das passt dazu Pellkartoffeln, Tomaten und Gurke. Das Püree schmeckt außerdem sehr gut als Brotaufstrich oder als Füllung für Eierkuchen (siehe S. 53).

Zubereitungszeit: 40 Minuten

Tipp Das Auberginenpüree in ein Schraubglas füllen und im Kühlschrank aufbewahren. Es hält sich ca. drei Tage frisch.

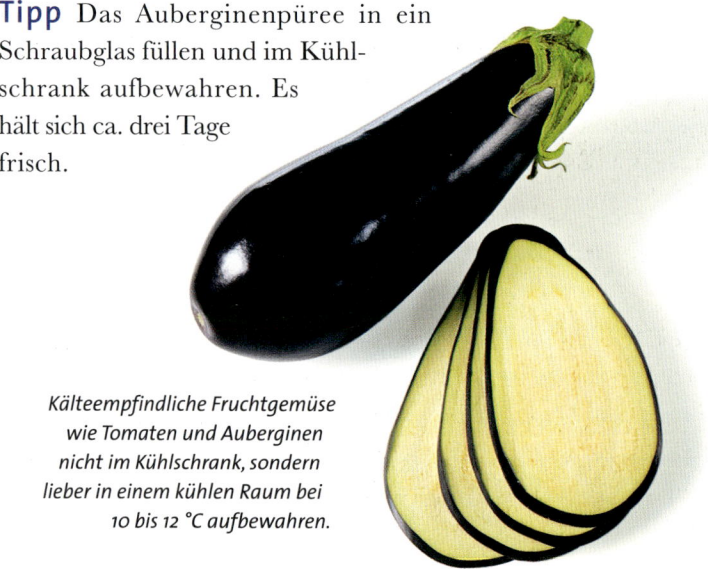

Kälteempfindliche Fruchtgemüse wie Tomaten und Auberginen nicht im Kühlschrank, sondern lieber in einem kühlen Raum bei 10 bis 12 °C aufbewahren.

Grüne Sauce

1 Die Eier schälen und halbieren. Die Dotter herauslösen, durch ein feinmaschiges Sieb streichen und mit dem Öl cremig rühren. Das Eiweiß anderweitig verwenden.

2 Alle Kräuter waschen, trockenschütteln und fein hacken. Knoblauchzehe abziehen und durch eine Presse drücken. Mit dem Joghurt, dem Ei-Öl-Gemisch und den Kräutern verrühren.

3 Die Sauce mit etwas Zitronensaft, Senf, Salz, Pfeffer und ein wenig Süßstoff abschmecken.

Das passt dazu Pellkartoffeln, gekochte Möhren, Fenchel oder einfach als Brotbelag.

Zubereitungszeit: 20 Minuten

Für 2 Portionen
2 hart gekochte Eier
3 EL Keimöl
100 g frische Kräuter (vor allem Kerbel, Borretsch, Schnittlauch, Sauerampfer, Petersilie, Dill, Kresse)
1 Knoblauchzehe
200 g probiotischer Naturjoghurt
Zitronensaft
1 TL Dijonsenf
Salz
Pfeffer aus der Mühle
flüssiger Süßstoff

Pro Portion: 1482 kJ/354 kcal, 14 g Eiweiß, 29 g Fett, 9 g Kohlenhydrate, 3 g Ballaststoffe

Kressedip

1 Den Joghurt mit Mayonnaise und Crème fraîche glatt rühren. Mit Salz, Pfeffer und etwas abgeriebener Zitronenschale sowie einigen Tropfen Zitronensaft abschmecken.

2 Die Kresseblättchen abschneiden, abspülen, trockentupfen und unter den Dip rühren.

Das passt dazu Hart gekochte Eier oder rohes Gemüse wie Möhren, Staudensellerie und Zucchini.

Zubereitungszeit: 10 Minuten

Tipp Die kleinen Blättchen der Gartenkresse und die größeren runden Blätter der Brunnenkresse sind dank ihrer Senföle wohlschmeckende Hilfen gegen Pilzinfektionen im Darm. Außerdem stärken sie – wie alle anderen Kräuter auch – ganz allgemein die Abwehrkräfte. Experten empfehlen deshalb 50 Gramm Kresse pro Tag.

Für 2 Portionen
1 Becher probiotischer Naturjoghurt (150 g)
50 g Mayonnaise
100 g Crème fraîche
Salz
Pfeffer aus der Mühle
1/2 unbehandelte Zitrone
1 Beet Gartenkresse

Pro Portion: 1196 kJ/286 kcal, 4 g Eiweiß, 27 g Fett, 6 g Kohlenhydrate, 0 g Ballaststoffe

Fisch & Fleisch – besser essen, bewusst genießen

Fisch ist immer empfehlenswert. Mit seinen wertvollen Nährstoffen hilft er dem Körper, die Abwehrkräfte fit zu halten. Beim Seefisch am besten zwei bis drei Mal pro Woche zugreifen, dann stimmt auch die Bilanz beim Spurenelement Jod.

Sie können sich aber auch Ihr Steak oder Schnitzel schmecken lassen. Es muss ja nicht täglich sein. Fleisch liefert zwar wichtige Vitamine und Mineralstoffe, aber kaum Ballaststoffe. Deshalb mit Salat, Gemüse und Getreide als Beilage servieren.

Die kross gebratenen Geflügelburger finden Sie auf S. 91.

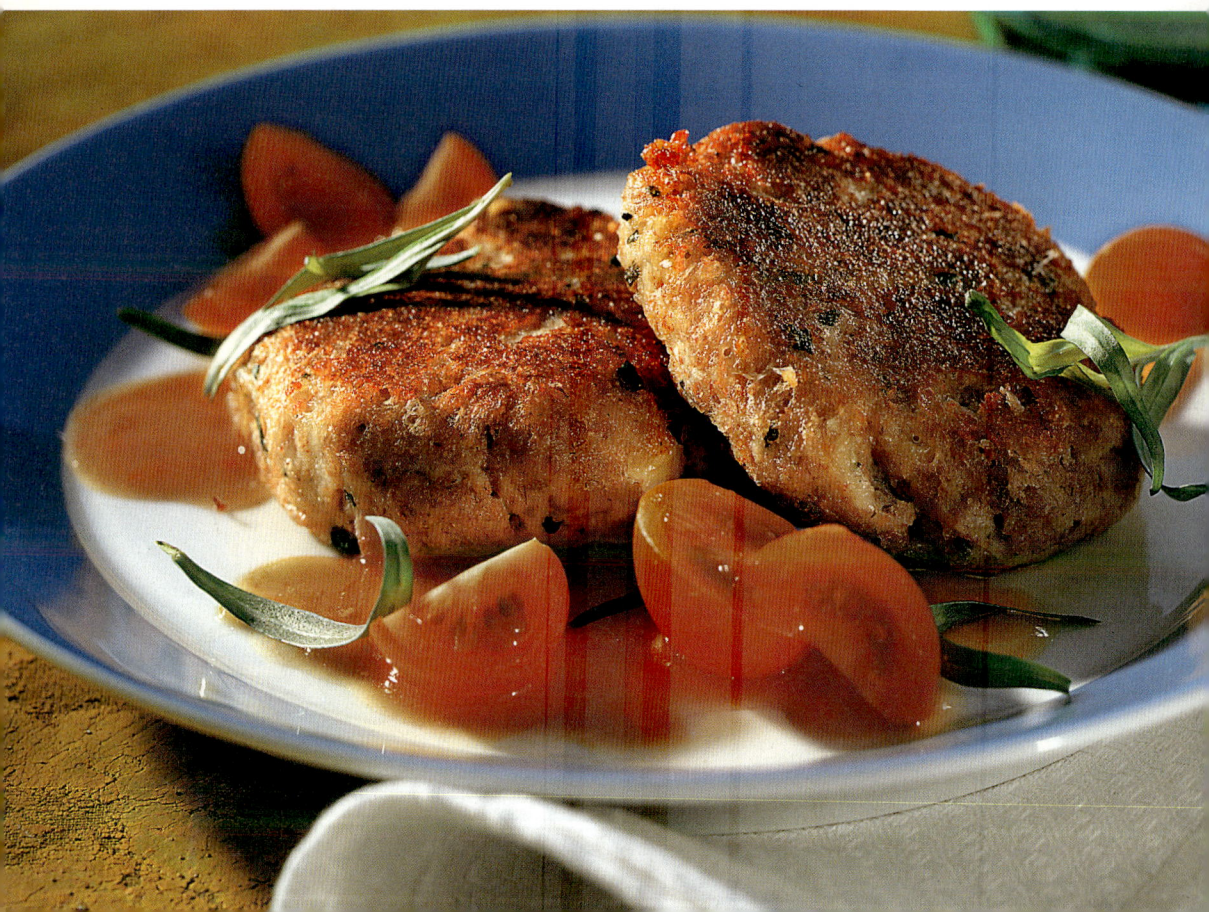

Fisch-Gemüse-Spieße

1 Das Fischfilet abspülen, trockentupfen und in gleich große Würfel schneiden. Salzen, pfeffern und mit Zitronensaft beträufeln.

2 Den Knoblauch abziehen, fein hacken oder durchpressen. Die Champignons mit einem Küchentuch abreiben. Die Cocktailtomaten waschen und je nach Größe evtl. halbieren. Basilikum waschen, Blätter abzupfen und trockentupfen.

3 Fischwürfel abwechselnd mit Pilzen, Tomaten und Basilikumblättern auf Spieße stecken. Das Öl in einer großen Pfanne erhitzen. Knoblauch darin glasig dünsten. Die Fischspieße in die Pfanne legen und ca. 10 Minuten braten, dabei öfter wenden.

4 Die Spieße auf einer Platte anrichten und servieren.

Das schmeckt dazu Bratkartoffeln und Salat.

Zubereitungszeit: 40 Minuten

Für 2 Portionen

400 g Fischfilet (eine Sorte oder
gemischt, z. B. Lachs, Thunfisch,
Seeteufel oder Scampi)
Salz
Pfeffer aus der Mühle
2 EL Zitronensaft
1 Knoblauchzehe
5–6 kleine Champignons
5–6 Cocktailtomaten
1/2 Bund Basilikum
2 EL Olivenöl

*Pro Portion: 1292 kJ/308 kcal,
37 g Eiweiß, 16 g Fett, 4 g Kohlenhydrate, 2 g Ballaststoffe*

Fischkoteletts in Kräutermarinade

1 Die Koteletts abspülen und trockentupfen. Den Knoblauch abziehen und durchpressen. Mit 1 Esslöffel Zitronensaft, 2 Esslöffel Öl, Salz, Pfeffer und den Kräutern verrühren. Die Koteletts mit der Mischung bestreichen und im Kühlschrank etwa 30 Minuten marinieren.

2 Restliches Öl in einer beschichteten Pfanne erhitzen. Die Koteletts darin bei mittlerer Hitze von jeder Seite ca. 6 bis 8 Minuten braten. Mit dem übrigen Zitronensaft beträufeln und servieren.

Das schmeckt dazu Bohnensalat (siehe S. 65).

Zubereitungszeit: 20 Minuten + 30 Minuten marinieren

Für 2 Portionen

2 Fischkoteletts à 200 g
(z. B. Heilbutt oder Lachs)
1 Knoblauchzehe
2 EL Zitronensaft
3 EL Olivenöl
Salz
Pfeffer aus der Mühle
je 1/2 TL getrockneter Thymian,
Majoran und Rosmarin

*Pro Portion: 1109 kJ/264 kcal,
28 g Eiweiß, 16 g Fett, 3 g Kohlenhydrate, 0 g Ballaststoffe*

Für 2 Portionen

300 g Lachsfilet
1/2 Bund Frühlingszwiebeln
30 g eiskalte Butter
1 EL Rapsöl
Salz
Pfeffer aus der Mühle
3–4 EL Zitronensaft
50 ml Gemüsebrühe (Instant)
2 EL Crème fraîche
2 EL Schnittlauchröllchen

Pro Portion: 2097 kJ/502 kcal,
30 g Eiweiß, 35 g Fett, 16 g Kohlen-
hydrate, 4 g Ballaststoffe

Lachsragout

1 Fisch abspülen, trockentupfen und würfeln. Frühlingszwiebeln putzen, waschen und in Ringe schneiden. Butter würfeln und wieder kühl stellen.

2 Das Öl erhitzen. Lachs leicht salzen, pfeffern und 5 bis 7 Minuten braten. Dabei mehrmals wenden. Herausnehmen und warm stellen. Frühlingszwiebeln im Bratfett glasig dünsten.

3 Zitronensaft und Brühe zugeben. Salzen, pfeffern und Crème fraîche unterrühren. Cremig einkochen lassen. Die Butter nach und nach einarbeiten. Schnittlauchröllchen einstreuen, Lachswürfel vorsichtig untermengen.

Das schmeckt dazu Gedünsteter Blattspinat mit Knoblauch.

Zubereitungszeit: 25 Minuten

Für 2 Portionen

400 g Zucchini
1 EL Rapsöl
6 EL Gemüsebrühe (Instant)
4 Schollenfilets (ca. 250 g)
Salz
Pfeffer aus der Mühle
2 EL Avjar
1 EL Schmand
1–2 TL Inulin (aus Reformhaus oder Apotheke)
6–8 große Basilikumblättchen

Pro Portion: 1693 kJ/406 kcal,
57 g Eiweiß, 16 g Fett, 6 g Kohlen-
hydrate, 7 g Ballaststoffe

Schollenröllchen auf Zucchini

1 Die Zucchini waschen, putzen, halbieren und in dicke Scheiben schneiden. Das Öl in einer großen Pfanne erhitzen. Zucchini darin 2 bis 3 Minuten dünsten. Die Gemüsebrühe zufügen, einen Deckel auflegen und 5 Minuten garen.

2 Filets mit der Hautseite nach oben auf ein Brett legen und der Länge nach halbieren. Salzen, pfeffern, mit Avjar bestreichen, fest aufrollen und mit einem Holzspießchen feststecken.

3 Schmand und Inulin unter die Zucchini rühren, Röllchen darauf setzen. Zugedeckt bei kleiner Hitze 5 Minuten dünsten.

4 Die Basilikumblättchen waschen und trockentupfen. Mit einer Schere in feine Streifen schneiden, über die Fischröllchen streuen und das Ganze servieren.

Das schmeckt dazu Gekochte Hirse oder Pellkartoffeln.

Zubereitungszeit: 30 Minuten

Lammcurry

1 Das Fleisch vom Knochen lösen, in walnussgroße Würfel schneiden. Zwiebel und Knoblauch abziehen, beides fein hacken. Öl in einem Topf erhitzen, Fleischwürfel rundherum darin anbraten.

2 Die Zwiebel zugeben und glasig dünsten. Mit Salz und Piment würzen. Currypulver unter Rühren zugeben und kurz andünsten.

3 Die Tomaten waschen und klein würfeln. Mit dem Knoblauch zum Fleisch geben. Den Fond dazugießen und alles gut vermengen. Einen Deckel auflegen und bei kleiner Hitze 20 Minuten schmoren lassen.

4 Das Ganze salzen und pfeffern und nach Belieben mit Zitronensaft abschmecken. Kokosraspel einstreuen, einmal aufkochen und das Lammcurry sofort servieren.

Das schmeckt dazu Gekochte Hirse oder anderes Getreide.

Zubereitungszeit: 40 Minuten

Tipp Was wir Curry nennen, heißt in Indien »Masala«. Gemeint ist damit immer eine frisch zubereitete Mischung aus mindestens 12 bis 15 verschiedenen Gewürzen. Fast immer dabei: Gelbwurz bzw. Kurkuma, das dem würzigen Mix die gelbe Farbe verleiht.

Für 2 Portionen
knapp 400 g Lammschulter
1 Zwiebel
1 Knoblauchzehe
2 EL Rapsöl
Salz
1/2 TL Pimentpulver
1 EL Currypulver
3 Tomaten
1/8 l Lammfond (aus dem Glas);
ersatzweise Instantbrühe
Pfeffer aus der Mühle
Saft von 1/2 Zitrone
1 EL Kokosraspel

Pro Portion: 2829 kJ/675 kcal, 38 g Eiweiß, 53 g Fett, 12 g Kohlenhydrate, 5 g Ballaststoffe

Curry nicht zu stark erhitzen. Er verbrennt leicht und wird dann bitter.

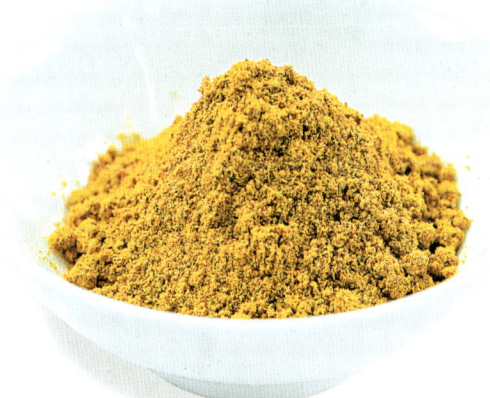

Für 2 Portionen

2 Knoblauchzehen
1 Lorbeerblatt
1 Zweig Thymian
1 EL eingelegter grüner Pfeffer
6 EL Olivenöl
4 Lammkoteletts
Salz

*Pro Portion: 1608 kJ/385 kcal,
28 g Eiweiß, 29 g Fett, 3 g Kohlenhydrate, 0 g Ballaststoffe*

Marinierte Lammkoteletts

1 Knoblauchzehen abziehen und fein hacken. Lorbeerblatt und Thymian hacken und den grünen Pfeffer zerdrücken.

2 Alles mit dem Olivenöl verrühren. Die Lammkoteletts in die Marinade legen und 30 Minuten (nach Geschmack auch länger) im Kühlschrank ziehen lassen.

3 Die Koteletts herausnehmen und abtropfen lassen. Das Fleisch salzen und auf dem heißen Grill oder in einer Grillpfanne auf jeder Seite 3 bis 4 Minuten garen.

Das schmeckt dazu Gemischter Salat oder Zwiebel-Kartoffel-Gemüse (siehe S. 73).

Zubereitungszeit: 15 Minuten + 30 Minuten marinieren

Tipp Lammfleisch stammt von weitgehend artgerecht gehaltenen Tieren. Lämmer eignen sich nicht zur Intensivmast; sie gedeihen nur, wenn sie auf der Wiese weiden dürfen.

Für 2 Portionen

1 Ei
Salz
Pfeffer aus der Mühle
2 Kalbsschnitzel (à 160 g; ersatzweise
Puten- oder Schweineschnitzel)
50 g Sesamsaat
30 g Butterschmalz
20 g Butter

*Pro Portion: 1874 kJ/448 kcal,
43 g Eiweiß, 30 g Fett, 3 g Kohlenhydrate, 3 g Ballaststoffe*

Kalbsschnitzel in Sesamkruste

1 Das Ei auf einen Teller geben und mit einer Gabel verschlagen. Mit Salz und Pfeffer kräftig würzen. Die Schnitzel trockentupfen und in dem Ei wenden. Sesamsaat auf einen Teller geben und die leicht abgetropften Schnitzel darin wenden. Körner etwas festdrücken und 5 Minuten stehen lassen.

2 Schmalz in einer beschichteten Pfanne erhitzen. Schnitzel darin bei mittlerer Hitze 4 bis 6 Minuten pro Seite braten.

3 Die Schnitzel auf vorgewärmte Teller legen. Das Bratfett weggießen, Butter zerlassen und über die Schnitzel geben. Sofort servieren.

Das schmeckt dazu Kleine Pellkartoffeln und junge Erbsen.

Zubereitungszeit: 25 Minuten

Geflügelburger

1 Das Fleisch würfeln und im Blitzhacker oder im Fleischwolf fein zerkleinern. Zwiebeln und Knoblauch abziehen. Zwiebeln fein würfeln, Knoblauch durch die Presse drücken.

2 Fleisch mit Zwiebeln, Knoblauch, Eigelb, Kleieflocken, Quark, Mehl und Schnittlauch in eine Schüssel geben. Mit einer Gabel durchmischen. Mit Salz und Pfeffer kräftig würzen.

3 Aus dem Teig 2 bis 3 flache »Burger« formen und in heißem Öl in einer beschichteten Pfanne von beiden Seiten etwa 6 bis 10 Minuten braun braten.

Das schmeckt dazu Porree in Zitronenschaum (siehe S. 68).

Zubereitungszeit: 30 Minuten

Tipp Haferkleie hilft mit ihrem hohen Gehalt an löslichen Ballaststoffen, die Darmflora zu stärken. Deshalb die leicht löslichen Flocken ruhig öfter ins Essen »mogeln«. In Suppen oder Gemüsegerichten verschwinden sie fast spurlos.

Für 2 Portionen
250 g Putenschnitzel oder Hähnchenfilet
2 Zwiebeln
1–2 Knoblauchzehen
1 Eigelb
2 EL Haferkleieflocken
75 g Quark (Magerstufe)
1 EL Sojamehl (entfettet; aus dem Reformhaus)
1 EL Schnittlauchröllchen
Salz
Pfeffer aus der Mühle
2 EL Rapsöl

Pro Portion: 1225 kJ/293 kcal, 43 g Eiweiß, 9 g Fett, 10 g Kohlenhydrate, 10 g Ballaststoffe

Steakpfanne in Senfsauce

1 Das Rumpsteak abspülen und trockentupfen. In Streifen schneiden, salzen und pfeffern. Im heißen Öl in einer Pfanne rundum scharf anbraten.

2 Das Fleisch herausnehmen und kurz beiseite stellen. Die Schalotten abziehen, hacken und im Bratfett glasig dünsten. Den Fond angießen und etwas einkochen lassen.

3 Schmand und Senf zufügen, glatt rühren und das Fleisch wieder zufügen. Bei mittlerer Hitze noch ca. 10 Minuten schmoren. Mit Salz abschmecken und servieren.

Das passt dazu Salzkartoffeln.

Zubereitungszeit: 30 Minuten

Für 2 Portionen
300 g Rumpsteak
Salz
Pfeffer aus der Mühle
2 EL Rapsöl
2 Schalotten
1/8 l Rinderfond aus dem Glas
4 EL Schmand oder Crème fraîche
1 EL mittelscharfer Senf

Pro Portion: 2078 kJ/497 kcal, 46 g Eiweiß, 34 g Fett, 3 g Kohlenhydrate, 1 g Ballaststoffe

Süßes – wenn der süße Hunger kommt

Vielen Pilzkranken fällt es schwer, auf Zucker zu verzichten. Die Rezepte in diesem Kapitel sind als kleiner Trost gedacht, denn die vorgeschlagenen Kekse und Desserts werden nur mit zuckerfreiem Süßstoff zubereitet. Innerhalb Ihrer Diät können Sie die synthetische Süße also unbesorgt verwenden. Sie ist – auch wenn das immer wieder kontrovers diskutiert wird – gesundheitlich unbedenklich. Aus geschmacklichen Gründen ist es besser, die süßen Produkte sparsam zu dosieren.

Das cremige Schoko-Minz-Eis finden Sie auf S. 94.

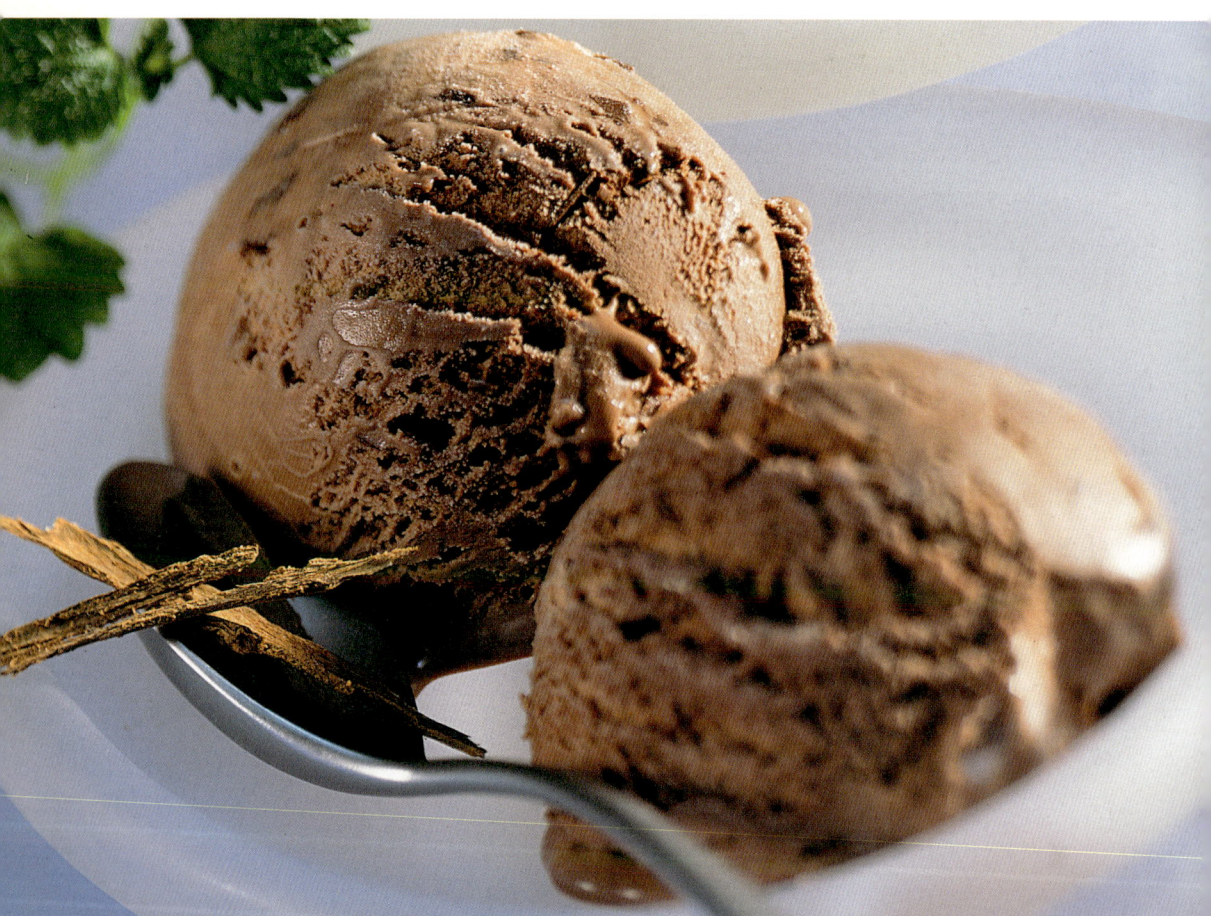

Mandelkekse

1 50 Gramm Mandeln fein hacken. Die restlichen Mandeln überbrühen und die Haut abziehen. Das geht am besten, indem Sie die Mandel zwischen Daumen und Zeigefinger nehmen und aus der Haut drücken.

2 Das Vollkornmehl, eine Prise Salz, die kalte Butter in Stückchen, das Ei und die gehackten Mandeln in eine Schüssel geben.

3 Sauerrahm oder Schmand mit dem Süßstoff mischen, zu den anderen Zutaten geben und alles zu einem glatten Teig kneten. Mit den Händen zu einer Kugel formen, in eine Folie wickeln und 30 Minuten kalt stellen.

4 Den Backofen auf 225 °C vorheizen. Das Backblech mit Backpapier auslegen. Den Teig auf einer bemehlten Arbeitsfläche etwa 3 Millimeter dick ausrollen. Kreise oder Figuren aus dem Teig stechen und mit Abstand auf das Backblech legen.

5 Das Eigelb mit Süßstoff und 1 Esslöffel Wasser verquirlen und die Kekse damit bestreichen. Mit Mandelhälften belegen und dann die Kekse im vorgeheizten Backofen bei 225 °C (Umluft 200 °C, Gas Stufe 4–5) etwa 12 bis 15 Minuten goldbraun backen. Die Kekse nach Ende der Backzeit sofort vom Blech nehmen (sie backen sonst noch nach) und auf einem Gitter abkühlen lassen.

Zubereitungszeit: 30 Minuten + 30 Minuten kühlen + 12 Minuten backen

Tipp Die ölhaltigen Mandelkerne gehören zu den Toplieferanten für Vitamin E, Beta-Karotin und für die Gruppe der B-Vitamine. In den aromatischen Kernen steckt mit knapp 20 Prozent etwa so viel Eiweiß wie in vielen Käsesorten.

Für etwa 40 Stück

125 g Mandeln
250 g Vollkornmehl
Salz
125 g Butter
1 Ei
1 EL Sauerrahm oder Schmand
flüssiger Süßstoff
Vollkornmehl zum Ausrollen
1 Eigelb zum Bestreichen

---

*Pro Portion: 281 kJ/67 kcal,
2 g Eiweiß, 5 g Fett, 4 g Kohlenhydrate,
1 g Ballaststoffe*

Für 4 Portionen
300 g probiotischer Naturjoghurt
etwas Zitronenöl oder -aroma
1 unbehandelte Zitrone
75 g Doppelrahmfrischkäse
125 g Schlagsahne
etwas flüssiger Süßstoff
2 Eigelbe
1 TL Sojacreme neutral
(aus dem Reformhaus)
Salz

Pro Portion: 1021 kJ/244 kcal,
7 g Eiweiß, 21 g Fett, 6 g Kohlen-
hydrate, 0 g Ballaststoffe

Zitroneneis

1 Naturjoghurt mit einigen Tropfen Zitronenöl oder -aroma, dem Saft von 1/2 Zitrone und dem Frischkäse glatt rühren. Die Sahne mit etwas Süßstoff steif schlagen.

2 Die Eigelbe mit Sojacreme, einer Prise Salz und 1 Esslöffel Wasser im Wasserbad mit den Quirlen des Handrührgerätes cremig aufschlagen. Aus dem Wasserbad nehmen.

3 Die Eicreme mit der Joghurt-Käse-Mischung und der steif geschlagenen Sahne vermengen. Mit Süßstoff nach Belieben abschmecken. Die Masse in eine Form füllen und für mindestens 3 Stunden in das Gefriergerät stellen.

4 Das Eis etwa 20 Minuten vor dem Servieren aus dem Gerät nehmen und im Kühlschrank antauen lassen.

Zubereitungszeit: 20 Minuten + 3 Stunden tiefkühlen

Für 4 Portionen
200 g Schlagsahne
1 EL Kakaopulver
2 Eier
Salz
200 g probiotischer Naturjoghurt
flüssiger Süßstoff
einige Tropfen Minzöl
(aus der Apotheke)

Pro Portion: 945 kJ/226 kcal,
7 g Eiweiß, 20 g Fett, 4 g Kohlen-
hydrate, 0 g Ballaststoffe

Schoko-Minz-Eis

1 Etwas Sahne mit dem Kakaopulver glatt rühren. Die restliche Sahne erhitzen, den Kakao einrühren und einmal aufkochen. Die Schokosahne kalt stellen.

2 Die Eier trennen. Eigelb mit einer Prise Salz und 1 Esslöffel Wasser kräftig zu einer cremigen Masse aufschlagen.

3 Eiweiß und Schokosahne getrennt steif schlagen. Eischnee, Schokosahne, Joghurt und Eigelbe mischen. Die Masse mit Süßstoff abschmecken. Tropfenweise mit Minzöl aromatisieren.

4 Die Creme für mindestens 3 Stunden tiefkühlen. Am besten ab und zu umrühren. 20 Minuten vor dem Servieren das Eis aus dem Gerät nehmen und im Kühlschrank antauen lassen.

Zubereitungszeit: 20 Minuten + 3 Stunden tiefkühlen

Impressum

© 2004 by Südwest Verlag, einem Unternehmen der Verlagsgruppe Random House GmbH, 81673 München

Projektleitung:
Susanne Kirstein

Bildredaktion:
Sabine Kestler

Umschlag:
Reinhard Soll

Projektrealisation:
v|Büro – Jan-Dirk Hansen, München

Satz/DTP:
Mihriye Yücel

Reproduktion:
Artilitho, Trento

Druck und Bindung:
Alcione, Trento

Printed in Italy

ISBN 3-517-06744-X

817 2635 4453 6271

Über die Autorin

Elisabeth Lange studierte Ernährungswissenschaft. Nach ihrer Tätigkeit als Ressortleiterin »Kochen« bei einer großen Frauenzeitschrift hat sie sich selbstständig gemacht. Als freie Journalistin und Buchautorin ist sie auf Ernährungsratgeber und Kochbücher spezialisiert. Sie lebt und arbeitet in Hamburg.

Hinweis

Das vorliegende Buch ist sorgfältig erarbeitet worden. Dennoch erfolgen alle Angaben ohne Gewähr. Weder Autorin noch Verlag können für eventuelle Nachteile oder Schäden, die aus den im Buch gegebenen Hinweisen resultieren, eine Haftung übernehmen.

Bildnachweis

Corbis, Düsseldorf: 14 (Lou Chardonnay); Falken Verlag, München: 92 (Carsten Eichner); gettyimages, München: 26 (Michael Donnelly); Mauritius, Mittenwald: 9, 28 (age fotostock), 11 (A. Mayer), 13 (Haag&Kropp); Medicalpicture, Köln: 22 (Kage); Südwest Verlag, München: U1, 40 (Antje Plewinski), 17, 18, 47 (Nicolas Olonetzky), 21, 48, 72 (Barbara Bonisolli), 30, 43, 58 (Michael Holz), 36, 54, 76, 86 (Rolf Seiffe), 39, 44 (Dirk Albrecht), 46, 66 (Martina Urban), 62, 75 (Klaus Arras), Freisteller; Superbild, München/Grünwald: 10 (Phanie); Zefa, Düsseldorf: 4 (A.B./T. Hönig), 6 (masterfile/A. Douglas)

Sachregister

Rezeptregister